MEDITAÇÃO E SAÚDE

A Medicina é uma área do conhecimento em constante evolução. Os protocolos de segurança devem ser seguidos, porém novas pesquisas e testes clínicos podem merecer análises e revisões, inclusive de regulação, normas técnicas e regras do órgão de classe, como códigos de ética, aplicáveis à matéria. Alterações em tratamentos medicamentosos ou decorrentes de procedimentos tornam-se necessárias e adequadas. Os leitores, profissionais da saúde que se sirvam desta obra como apoio ao conhecimento, são aconselhados a conferir as informações fornecidas pelo fabricante de cada medicamento a ser administrado, verificando as condições clínicas e de saúde do paciente, dose recomendada, o modo e a duração da administração, bem como as contraindicações e os efeitos adversos. Da mesma forma, são aconselhados a verificar também as informações fornecidas sobre a utilização de equipamentos médicos e/ou a interpretação de seus resultados em respectivos manuais do fabricante. É responsabilidade do médico, com base na sua experiência e na avaliação clínica do paciente e de suas condições de saúde e de eventuais comorbidades, determinar as dosagens e o melhor tratamento aplicável a cada situação. As linhas de pesquisa ou de argumentação do autor, assim como suas opiniões, não são necessariamente as da Editora.

Esta obra serve apenas de apoio complementar a estudantes e à prática médica, mas não substitui a avaliação clínica e de saúde de pacientes, sendo do leitor – estudante ou profissional da saúde – a responsabilidade pelo uso da obra como instrumento complementar à sua experiência e ao seu conhecimento próprio e individual.

Do mesmo modo, foram empregados todos os esforços para garantir a proteção dos direitos de autor envolvidos na obra, inclusive quanto às obras de terceiros e imagens e ilustrações aqui reproduzidas. Caso algum autor se sinta prejudicado, favor entrar em contato com a Editora.

Finalmente, cabe orientar o leitor que a citação de passagens desta obra com o objetivo de debate ou exemplificação ou ainda a reprodução de pequenos trechos desta obra para uso privado, sem intuito comercial e desde que não prejudique a normal exploração da obra, são, por um lado, permitidas pela Lei de Direitos Autorais, art. 46, incisos II e III. Por outro, a mesma Lei de Direitos Autorais, no art. 29, incisos I, VI e VII, proíbe a reprodução parcial ou integral desta obra, sem prévia autorização, para uso coletivo, bem como o compartilhamento indiscriminado de cópias não autorizadas, inclusive em grupos de grande audiência em redes sociais e aplicativos de mensagens instantâneas. Essa prática prejudica a normal exploração da obra pelo seu autor, ameaçando a edição técnica e universitária de livros científicos e didáticos e a produção de novas obras de qualquer autor.

MEDITAÇÃO E SAÚDE
DOS MOSTEIROS AOS CONSULTÓRIOS MÉDICOS

REGINA CHAMON
@DRASANGUEBOM
MÉDICA E MEDITADORA
FORMADA PELA UNIFESP E HARVARD

manole
editora

Copyright © Editora Manole Ltda., 2024, por meio de contrato com a autora.

Produção editorial: Rosana Arruda da Silva
Projeto gráfico: Departamento de Arte da Editora Manole
Editoração eletrônica e ilustrações: Estúdio Castellani
Capa: Ricardo Yoshiaki Nitta Rodrigues
Imagem da capa: freepik.com

CIP-BRASIL. CATALOGAÇÃO NA PUBLICAÇÃO
SINDICATO NACIONAL DOS EDITORES DE LIVROS, RJ

C428m

    Chamon, Regina
        Meditação e saúde : dos mosteiros aos consultórios médicos / Regina Chamon. - 1. ed. - Barueri [SP] : Manole, 2024.
        192 p. ; 23 cm.

    ISBN 9788520458969

        1. Meditação - Uso terapêutico. 2. Saúde mental. 3. Corpo e mente. 4. Bem-estar. I. Título.

24-91750
          CDD: 616.8914
          CDU: 616.8-085.851

Meri Gleice Rodrigues de Souza - Bibliotecária - CRB-7/6439

Todos os direitos reservados.
Nenhuma parte deste livro poderá ser reproduzida, por qualquer processo, sem a permissão expressa dos editores.
É proibida a reprodução por fotocópia.

Editora Manole Ltda.
Alameda Rio Negro, 967, cj. 717
06454-000 – Barueri – SP – Brasil
Tel.: (11) 4196-6000
www.manole.com.br
https://atendimento.manole.com.br

Impresso no Brasil
Printed in Brazil

Dedico este livro aos pacientes que tive a alegria de acompanhar no caminho da meditação. Eles são os meus maiores professores.

Agradecimentos

Pensei muitas vezes em não escrever agradecimentos para este livro. Um grande receio de não mencionar alguém importante no processo me assolou e tirou meu sono por noites seguidas. Dar vida a uma obra, mesmo que pequena, inclui a trajetória de toda a vida do próprio autor, então como incluir em poucos parágrafos todos os caminhos com os quais cruzei?

Lembrei, então, que em muitos pontos deste livro compartilho com você fragilidades e incertezas que me habitam e entendi que elas vão aparecer também nestas linhas. O que segue é uma tentativa de contar a você todos que estiveram comigo neste projeto.

Começo de uma maneira bem clichê: os primeiros agradecimentos são para a minha família, minha base de apoio e sustentação nos momentos de insegurança e nos muitos momentos de alegria. Minha mãe Marisa, meu pai Luiz, meu irmão Fabrício e minha madrinha, Tia Nês, são o núcleo do que sou. A meu companheiro de vida Fábio, agradeço pelo apoio incondicional e pelo constante incentivo, mesmo para os projetos mais loucos que surgem na minha cabeça. E lembro ainda do meu filhote de quatro patas, Teozinho, "cãopanheiro" de meditação, que ficou ao meu lado enquanto eu escrevia todas as páginas que aparecem por aqui – obrigada! Fazem parte dessa base também minha família estendida. Toninho, Eliane, minhas cunhadas (e advogadas), meus sogros, meus tios e primos: amo vocês!

Aos meus amigos, família que tive a honra de escolher para seguir a vida, agradeço pelo carinho e pela paciência com a minha ausência no período em que estive mais afastada para trabalhar neste livro. Para meus afilhadinhos Luísa e Bruno, meus amores queridos, espero que este livro possa ser uma inspiração para muitas pessoas e contribua para que vocês possam viver em um mundo melhor.

Agradeço enormemente, ainda, aos meus professores de meditação, guias nesta caminhada. A Roberto Cardoso, querido colega médico, que foi meu primeiro professor de meditação e grande inspiração para o meu trabalho nesta área. À professora Lia Diskin, que me mostrou um olhar da meditação muito além dos laboratórios científicos e é um modelo de como quero conduzir a minha vida. À enfermeira Peg Baim, minha mentora em alívio do estresse e treino da resiliência, que me ensinou, com seu modo de interagir, conceitos preciosos para o caminho de um meditante.

Agradeço também pelo apoio de muitas pessoas que foram essenciais no processo de escrita: Vanessa Huguenin e Rosana Arruda da Silva, representando toda a equipe da Editora Manole; Ana Holanda, que me deu segurança nos momentos mais duvidosos sobre como as palavras poderiam expressar o que se passava dentro da minha cabeça; e Júlia Jalbut, amiga de toda hora, que dividiu comigo os caminhos que percorreu na escrita de seu primeiro livro.

Também não posso deixar de incluir aqui os meus alunos de meditação. Vocês são professores preciosos para mim e a cada dúvida que trazem quem mais aprende sou eu.

Certa vez, aprendi que "sagrado" diz respeito às experiências que ajudam a organizar nossa capacidade de estar no mundo. Encerro estas linhas, por fim, agradecendo à própria prática da meditação, companheira diária e momento sagrado do meu cotidiano. Minhas aspirações mais sinceras são de que você, leitor, também encontre o seu sagrado – onde ele estiver.

Sobre a autora

Regina Chamon é praticante de meditação desde 2016 e vivencia os benefícios dessa prática em seu próprio bem-estar. Médica clínica geral e hematologista formada pela Universidade Estadual de Campinas (Unicamp), tornou-se professora de meditação com foco em saúde pela Escola Paulista de Medicina da Universidade Federal de São Paulo (EPM-Unifesp). Formou-se em atenção e concentração nas práticas meditativas pela Associação Palas Athena, e é certificada em manejo do estresse e treino da resiliência (SMART-3RP) pelo Benson-Henry Institute, braço da medicina mente-corpo da Harvard Medical School.

Como médica e meditadora, utiliza a meditação como recurso terapêutico com pacientes oncológicos e já incentivou mais de 400 profissionais de saúde a seguirem o mesmo caminho por meio de seu curso Meditação na Prática Clínica. Comunicadora nata, apresenta o *podcast Desestresse* desde 2020 e escreve sobre as práticas mente-corpo na coluna *Saúde Sem Estresse* na Revista Boa Forma. Seu propósito é inspirar pessoas a cultivarem saúde todos os dias.

Sumário

Prefácio xiii
Apresentação xv
Introdução: o começo do caminho xvii

O que é meditação

1 Das cavernas aos tomógrafos: uma breve história da meditação.. 3

2 Anatomia da atenção 11

3 Estresse: o mal do século? 20

4 Afinal, o que é meditação? 32

5 Nem toda meditação é *Mindfulness*, nem todo *Mindfulness* é meditação 44

Por que meditar

6 Por dentro da meditação: o cérebro do meditador.. 57

7 O corpo na meditação: imunidade, genes, coração e metabolismo 68

8 Dor: evitando a segunda flecha 77

9	Câncer: uma experiência contemplativa?............	86
10	Meditação e cognição: estratégias contemplativas para melhorar o desempenho mental..	94
11	Os pensamentos não são tudo o que somos: benefícios da meditação para o bem-estar emocional..	107
12	Quando as coisas não vão como esperado: os efeitos colaterais da meditação.....................	115
13	Um passo de cada vez: o treino progressivo da atenção...	122
14	Dos mosteiros para o consultório: os benefícios da meditação para a saúde.........................	128

Como meditar

| 15 | O caminho se faz ao andar........................... | 135 |

Depoimentos... 143
Referências bibliográficas..................................... 151
Índice remissivo.. 165

Prefácio

Falar sobre meditação é uma tremenda confusão! Essa técnica, presente em muitas culturas e usada há muitos séculos, tem sido alvo de um número cada vez maior de estudos na área da saúde que mostram benefícios muito compensadores. Junto com a possibilidade de muitos efeitos benéficos, no entanto, vieram as habituais distorções que ocorrem com tudo o que é disseminado por seres humanos. Assim, muitos procedimentos e muitos estados passaram a ser confundidos com meditação, trazendo confusão, polêmicas e até mesmo alguns riscos para um procedimento que é essencialmente simples.

Quem deseja entender o que é meditação e para que serve terá neste ótimo livro um instrumento de lucidez e rica informação. Nele, uma médica mergulha o suficiente para informar, sem perder a clareza ao descrever a essência do método, sobre suas possibilidades e como conviver naturalmente com a prática no dia a dia. Ele é o fruto de alguém que estuda academicamente o tema há quase uma década e pratica há muito mais tempo. O texto reúne aprendizado, conhecimento, didática, experiência e a gentileza típica de um bom instrutor.

A Regina é prova viva de que a inquietude pode ser também uma qualidade quando compreendida e bem-direcionada. Ela soube direcionar sua natureza acelerada ao serviço para o mundo. Seus olhos brilham por praticamente tudo o que faz e os resultados do seu trabalho brilham também. Acredito que nem mesmo ela tem ideia do enorme benefício que tem feito às pessoas de quem cuida e a quem ensina.

Quando enviei meu livro para ela, em 2016, algo dizia intuitivamente a este meditador que ali estava alguém que poderia divulgar o método como poucos. Hoje, percebo o quanto minha intuição estava certa. Acompanhei muito do seu trajeto no caminho meditativo e vejo que, hoje, ela é uma representação viva do que falava o poeta e místico, Rumi. Ele dizia algo como: "Passei grande parte da minha vida batendo à porta. Quando ela se abriu, percebi que eu estava batendo pelo lado de dentro". Regina, hoje, já "bate à porta por dentro", mas ajuda muito, como médica, instrutora e autora, aos tantos que ainda acreditam que estão do lado de fora.

Querida colega, obrigado por este livro! Lê-lo foi um misto de inspiração, aprendizado e emoção.

Todos os que lerem estas páginas receberão um grande presente. Meus votos são para que saibam aproveitá-lo, tanto para o seu bem quanto para o bem da humanidade.

Roberto Cardoso
Médico e meditador. Mestre e Doutor pela
Universidade Federal de São Paulo (UNIFESP).
Fundador do Núcleo de Medicina e Práticas
Integrativas (NUMEPI-UNIFESP).
Autor do livro *Medicina e Meditação*.

Apresentação

Talvez você já tenha tentado meditar e não conseguiu. Talvez você tenha se maravilhado com todos os benefícios que ouviu que essa prática pode trazer para a sua saúde e tenha ficado com vontade de praticá-la. Ou você pode ser do grupo das pessoas céticas que não acreditam que a meditação possa ser um recurso terapêutico. Este livro é para você independentemente de com qual dessas afirmações você concordou.

Utilizando a Ciência com uma pitada de afeto e a partir de sua prática pessoal e clínica, a autora aborda os aspectos da meditação já estudados pela Medicina Contemporânea e os correlaciona com os saberes milenares de diferentes tradições filosóficas e religiosas.

O objetivo da meditação nessas tradições nunca foi tratar doenças, mas ensinar quem a treina a desenvolver intimidade com o próprio mundo interno, seja por meio da percepção do corpo por dentro, seja por meio da identificação de padrões emocionais, mentais ou de comportamento. Assim, o princípio fundamental da meditação é ser um recurso de desenvolvimento pessoal e entre os seus "efeitos colaterais" estão o cultivo da saúde, a prevenção de doenças e o apoio ao controle de sintomas.

Quando se trata de doenças já instaladas, os benefícios do uso da meditação estão não apenas na sua reversão orgânica – que pode acontecer –, mas, principalmente, na mudança sobre a percepção que a pessoa tem da doença e na redução do seu impacto emocional, levando, por fim, a uma melhora da qualidade de vida de quem vivencia um desafio crônico de saúde.

Longe de ser uma panaceia que cure todos os males, o leitor poderá perceber que a meditação traz, sim, muitos benefícios fisiológicos, entretanto há situações em que a prática pode trazer efeitos adversos e, portanto, tem algumas contraindicações relativas.

As Ciências Contemplativas, apesar de baseadas em práticas milenares, são uma disciplina nova, ainda em construção. Este livro não pretende esgotar o assunto da meditação – ainda há muito a se aprender. O objetivo dele é despertar para uma possibilidade de cuidado de si e do outro por meio de uma tecnologia simples, de baixo custo e capaz de promover saúde, que na perspectiva da autora é entendida como a habilidade de se adaptar e se autogerir.

Com uma linguagem simples, baseada na Ciência e repleta de afetividade, a autora compartilha sua experiência clínica com a técnica, faz uma revisão da literatura científica disponível até o presente momento e, acima de tudo, divide com o leitor sua vivência como praticante de meditação, com as dificuldades e as belezas que existem nesse caminho.

Introdução: o começo do caminho

Dizem que "quando o discípulo está pronto, o mestre aparece". Comigo aconteceu assim. Dez anos após me formar médica, era o início de 2016, eu havia concluído pouco antes a pós-graduação em Medicina Integrativa e escrevia o *blog Doutora Sangue Bom*, que vinha mudando de cara desde que comecei a ter contato com uma filosofia diferente de cuidado da saúde – os cuidados integrativos.

Em um dos textos, escrevi o artigo "Meditação ou medicação" e algum tempo depois recebi um *e-mail* de um colega médico que gostaria de me mandar seu livro. Achei a abordagem um pouco estranha, mas mesmo assim informei o endereço do meu consultório para ele.

Após as trocas de algumas mensagens para checar se o livro havia chegado, recebi o exemplar. O livro era *Medicina e Meditação: um médico ensina a meditar*, escrito pelo Roberto Cardoso. Um livrinho pequeno, com uma capa azul, de leitura fácil e acolhedora. Em cerca de 2 horas, fechei a última página com a certeza de que queria saber mais sobre o tema. Naquele dia senti que, assim como ele, eu também queria ser uma médica que ensina a meditar.

Eu li na orelha do livro que o Roberto dava cursos sobre meditação e me interessei especialmente por um mais extenso que, "por coincidência", estava com as inscrições abertas exatamente naquela semana. (Só depois de me tornar professora desse mesmo curso, a convite do Roberto, é que descobri que ele é bastante concorrido e há um rigoroso processo seletivo para o ingresso dos alunos.)

Quando cheguei para a primeira aula do tal curso, cerca de 1 hora atrasada – tendo perdido o importante recado de que atrasos maiores que 10 minutos não seriam tolerados –, imagino que deva ter passado pela cabeça dos professores que aquela garota de coque alto jamais teria um futuro na meditação.

Não foi bem o que aconteceu. Ali, na Escola Paulista de Medicina, aprendi um olhar diferente para a prática milenar da meditação. Diferente das experiência prévias que eu havia tido na infância nas aulas de Ioga do clube, nas quais se propunha meditar dentro de uma pirâmide de cobre, ou dos áudios que eu já havia tentado acompanhar nas redes sociais sem sucesso, ali eu tive contato com uma prática simples ensinada por meio de uma técnica que eu conseguia reproduzir sozinha e com ênfase em como a meditação modifica o funcionamento dos processos corporais, emocionais e mentais, com base naquilo que a Ciência já tinha desvendado até aquele momento.

Tendo vindo de uma formação médica acadêmica bastante convencional, eu pude perceber que a meditação ensinada dessa forma em nada vai contra os princípios que eu havia aprendido na faculdade. Pelo contrário, ela se soma aos cuidados de promoção de saúde, aumentando o bem-estar de profissionais e pacientes.

A partir desse momento, cresceu meu interesse por olhar de maneira científica para a meditação e desenvolver uma forma simples e eficiente de trazê-la para a minha rotina e a dos pacientes que acompanho. Assim, segui estudando e fui até Boston, nos EUA, aprender com o professor Herbert Benson, um dos primeiros médicos a estudar em laboratório os efeitos da prática. Quando o conheci, ele já era um senhor de cabeça branca, muito bem-humorado e que naturalmente interrompia os palestrantes, em um auditório com mais de 500 pessoas, para conversar como se estivesse confortavelmente sentado na sala de sua casa – não deixava de ser verdade, já que Herbie, como o pessoal o chamava, era cardiologista ali em Harvard há mais tempo do que eu tinha vivido até então.

Depois do curso Medicina Mente-Corpo, passei por uma mentoria transformadora no Benson-Henry Institute com a enfermeira Peg Baim, que juntamente com Benson havia desenvolvido o programa Stress Management and Resiliency Training (SMART-3RP) de manejo do estresse e treino da resiliência. Peg é doce, tem olhos azuis gentis e expressa com naturalidade as qualidades da paciência e da apreciação, que aprendemos com a meditação. Ela demonstrava paciência, pois meu inglês não é dos melhores e muitas vezes, em nossos encontros, ela precisava se certificar de que eu a havia entendido e de que ela também estava me entendendo. Já a apreciação se manifestava a cada vez que ela admirava o fato de alguém se esforçar para falar uma língua diferente da sua nativa e com as maravilhas de podermos nos comunicar por mímica e expressões faciais quando as palavras não eram suficientes. Em meio à pandemia, em 2020, me certifiquei no programa de alívio do estresse, o que não poderia ter acontecido em melhor momento.

Também fui buscar o olhar da professora Lia Diskin a fim de entender a meditação pelo prisma das tradições religiosas e filosóficas, na Palas Athena, associação em São Paulo que ensina como podemos conviver melhor através da articulação de saberes. A querida Lia tem um jeito especial de falar, que mistura seu espanhol argentino com o português, prolongando vogais e trazendo uma sonoridade bonita a uma quantidade imensurável de conhecimento.

Na primeira vez que encontrei pessoalmente com o professor Benson, em Harvard, ele olhou bem nos meus olhos e disse: "Espalhe essas palavras no Brasil. Pense em como você pode fazer isso e conte para todo mundo por que você está fazendo isso". Sempre que lembro dessas palavras – que estão escritas no meu caderno, em meio a tantas aulas –, meus braços se arrepiam e sinto estar no caminho. Foi a partir dessa inspiração e pela vontade de levar informações para um número cada vez maior de pessoas interessadas no tema, usando uma linguagem fácil e acessível, que preparei dois cursos: o Cultivando C'Alma, direcionado a qualquer pessoa que queira aprender meditação a partir dessa abordagem focada na saúde, e o Meditação na Prática Clínica, dedicado a profissionais de saúde que queiram conhecer a meditação pela visão das Ciências Médicas e, assim, possam levar esse recurso para o cuidado com seus pacientes.

A primeira turma do Meditação na Prática Clínica fez o curso em 2019. Alguns meses depois, o mundo se deparou com um novo contexto: tivemos todos que nos proteger de um vírus pouco conhecido. Como o leitor vai entender a partir das páginas deste livro, esse período de extremo estresse físico e psíquico causado pela pandemia desencadeou ou potencializou sintomas que melhoram pouco com remédios, entretanto respondem bem a práticas que estimulam a chamada resposta de relaxamento, como a meditação. Ao longo de 2020, ofereci esse curso de forma gratuita para dezenas de profissionais de saúde interessados em uma ferramenta simples e acessível para seu próprio cuidado naquele período desafiador. Em abril de 2024, momento em que escrevi este livro, mais de 400 alunos já assistiram ao curso e seguem difundindo a meditação com o intuito de melhorar a saúde da nossa população.

Sigo estudando a partir de um caleidoscópio: em algumas horas, mais mergulhada na Ciência; em outras, mais interessada na Filosofia; e a maior parte do tempo fazendo uma investigação em primeira pessoa de como essa prática ressoa dentro de mim.

Quando entrei na Faculdade de Medicina queria estudar Psiquiatria para entender o que se passava na cabeça das pessoas. Meu avô ria até ficar roxo e dizia que eu seria "médica de loucos". Desviei do caminho inicial e me especializei em Hematologia. Terminei minha formação fisicamente esgotada por causa do excesso de trabalho, emocionalmente sem recursos para lidar com a dor – dos pacientes e da minha alma – e racionalmente decepcionada com o modelo de cuidado médico que oferecíamos. Meio sem querer, retomei o caminho de entender o que se passa na cabeça, mas agora por meio da meditação. Foi por meio dessa prática diária que pude me aproximar das maravilhas e da confusão que a minha mente é capaz de produzir, encontrei afago para as minhas dores essenciais e transformei irremediavelmente o meu jeito de ver e viver a vida. Essa transformação extravasou para as consultas: hoje me percebo mais paciente com as pessoas que me procuram, mais presente para as suas aflições e muito ciente de que, mesmo quando há dores que os remédios não tratam, a meditação pode ser um conforto necessário para abrandar o sofrimento – delas e, certamente, o meu.

Meu convite é para que nas páginas a seguir você mergulhe comigo nos aspectos técnicos da meditação, bem como explore os seus benefícios para a saúde, as possíveis mudanças no funcionamento do organismo e seus efeitos colaterais – que podem ser mais frequentes do que pensamos. Trago algumas histórias de pessoas que acompanhei ao longo do tratamento, usando nomes fictícios para preservar a sua privacidade.

Espero que, ao ler este livro, você se sinta encorajado(a) a meditar e a oferecer a meditação como um recurso terapêutico para os seus pacientes, caso você seja profissional da saúde. Principalmente, quero te inspirar a fazer um mergulho dentro de você, praticando a técnica no seu dia a dia, com todas as descobertas que só a investigação da meditação em primeira pessoa pode trazer.

O que é meditação

1

Das cavernas aos tomógrafos: uma breve história da meditação

Ele chegou com a camisa um tanto desajeitada, o abdome proeminente de "água na barriga" e a respiração encurtada. Usava óculos redondos pequenos e trazia um livro grosso nas mãos. Seu Fernando era, ao mesmo tempo, acolhedor e de comportamento reto. A pele, fina e lisa; os dentes – nem todos presentes –, escurecidos.

Era um acadêmico no sentido mais profundo da palavra. Desde que se formara em Letras, pela USP, cerca de quatro décadas antes, vinha se dedicando a traduzir textos budistas do sânscrito e do inglês para o português. Embora não fosse um religioso, vivia intensamente a vida dos mosteiros e dos retiros, bem como sua prática individual de meditação. Seu Fernando evocava em mim um espírito de curiosidade e amor pelo aprendizado.

Ele era um oblato beneditino – aprendi com Seu Fernando que oblatos são pessoas que se dedicam a viver uma vida voltada aos princípios de uma tradição religiosa, entretanto sem fazer os votos monásticos, como o de castidade. Ele conduzia práticas de Meditação Cristã em uma grande igreja da cidade de São Paulo. Para mim, foi um choque descobrir que a tradição cristã, na qual fui criada, tinha entre suas práticas um tipo bonito de meditação que poucas pessoas conheciam.

Seu Fernando tornou-se meu paciente em 2016. Em 2018, recebi seu *e-mail* com uma tradução feita por ele do *Satipatthana Sutta*, o Sutra da Atenção Plena – texto budista a partir do qual se originaram os programas de alívio do estresse mundialmente conhecidos hoje pela alcunha de *Mindfulness-Based Stress Reduction* (em português, Redução do Estresse Baseada em Atenção Plena). No *e-mail*, ele escreveu "tenho saudade de você e de nossos papos". Esses papos eram, na verdade, nossas consultas, que me levaram do olhar meramente científico da meditação para uma perspectiva dessa prática no contexto de diversas tradições. A partir das nossas conversas, conheci livros e pessoas incríveis e, assim, a meditação ganhou um aspecto mais amplo nos meus estudos.

Com frequência, ele me dizia que ainda estava vivo por causa da meditação. Ele sabia que pessoas com câncer no pâncreas têm uma vida bem curta e a sua já se estendia por mais de cinco anos desde o diagnóstico. Fernando não sabia exatamente como explicar, mas relacionava essa "vida longa" ao fato de poder silenciar um pouco todos os dias. Por conta da sua experiência individual, ele sugeriu na clínica de Oncologia em que fazia seu tratamento que se criasse uma sala de silêncio ou que, de alguma maneira, fossem oferecidos momentos de meditação às pessoas passando pelo desafio do câncer. Ele queria que outras pessoas pudessem se beneficiar dessa prática, assim como ele. E foi assim que fui parar lá: uma médica que ensinaria meditação aos pacientes.

No primeiro encontro do nosso grupo, Fernando levou um sino tibetano. Ele nos contou que esse tipo de sino deve ser ganhado. Aquele vinha de um mosteiro aqui no Brasil e seria um presente para a turma. Sugeriu, então, que a cada encontro um dos participantes fosse o "guardião do silêncio", responsável por cuidar da prática e tocar o sino ao final do tempo combinado. Assim começamos a estabelecer nossa comunidade de práticas. Pessoas de diferentes tradições religiosas, diferentes perfis educacionais, diferentes condições de saúde: todas unidas por aquele sino.

Em algumas semanas, sentíamos falta de alguém que não voltava mais. Muitas vezes, o silêncio era nosso jeito de perguntar se aquela vida, assim como a conhecíamos, havia se encerrado ou se aquilo que vivíamos era apenas mais um contratempo da correria enlouquecedora de São Paulo. Depois de algumas altas de tratamento e alguns falecimentos, nosso grupo lentamente se dissipou. O sino está hoje no pequeno altar em que me sento todos os dias para praticar meditação. Seu Fernando, de alguma maneira, senta-se comigo na almofada e me acompanha nas aulas que dou para inspirar profissionais de saúde a utilizarem a meditação de forma terapêutica.

Talvez, seu interesse pela meditação tenha começado, assim como o meu, por causa dos aspectos científicos da prática ou dos benefícios que traz para a saúde. Apesar de ter se tornado "tendência" nos últimos anos, com diversas imagens de monges em aparelhos de tomografia ou personalidades famosas meditando, a meditação surgiu provavelmente há muitos milênios, como forma de desenvolvimento pessoal. Há autores que postulam até que a prática nos acompanha desde o início do gênero *Homo*.[1] Não pretendo definir aqui a data exata do surgimento da meditação, mas convido você para um passeio pela História da humanidade para, juntos, podermos explorar esses primórdios.

Há cerca de 800 mil anos, com a descoberta do fogo, os nossos ancestrais podem ter tido as primeiras experiências de estado alterado da consciência. Ao passar longas horas olhando para as chamas de uma fogueira, é provável que os demais sentidos fossem suprimidos e assim, ao invés do habitual alerta necessário para mantê-los vivos em meio a um ambiente natural inseguro, a consciência se direcionasse para estados mais calmos, de repouso.

Esses estados, chamados por Willard Johnson[2] de *protomeditativos*, provavelmente também aconteciam com os caçadores primitivos, que na época contavam com armas muito rudimentares para obter comida e precisavam chegar bem próximo das suas presas. Para isso, era necessário manter o corpo praticamente imóvel, integrado à natureza, e sustentar uma qualidade de atenção presente, varrendo da mente tudo o que não era necessário para a caçada. Por meio dessa autodisciplina, talvez eles também atingissem de maneira espontânea um estado próximo ao meditativo.

As evidências mais antigas de figuras que remetem à meditação, no entanto, datam de 5000 a 3500 a.C., pintadas em cavernas na região Sul da Ásia. No sítio arqueológico de Mohenjo-daro, província de Sindh (atual Paquistão), foi encontrado um selo com uma imagem de forma humana sentada com as pernas cruzadas e as mãos pousadas nos joelhos, lembrando a postura *Padmasana* da Ioga, que hoje em dia associamos muito à meditação. Essa tabuleta é datada de cerca de 2500 a.C., fazendo crer que, já naqueles tempos, práticas contemplativas eram parte da cultura local.

Também desde muito antigamente até os dias atuais, tradições indígenas e xamânicas utilizam-se de práticas rituais com danças e uso de ervas a fim de alcançarem estados modificados de consciência, na busca por curas espirituais e físicas. Esses estados não são ocasionais, como no homem caçador, mas provocados pelos efeitos de substâncias psicoativas.

Os primeiros relatos escritos de um estado meditativo voluntariamente provocado sem uso de substâncias externas foram encontrados na Índia, em textos védicos como o *Rig Veda*, datando de 1500 a 1000 a.C. Apesar de escritos naquela data, por séculos a tradição dos vedas foi transmitida de forma oral, então é provável que a prática fosse mais antiga dentro daquela civilização. Naquela época, a meditação era praticada por pessoas que se dedicavam a uma vida majoritariamente espiritual, como os ascetas. As pessoas comuns não tinham acesso a tais conhecimentos.

Ao longo da História, inúmeras metáforas foram utilizadas para transmitir os ensinamentos sobre a meditação. Uma bonita história da tradição hindu, o *Katha Upanishad* (escrita por volta de 800 a.C.), utiliza a analogia da carruagem. Os cavalos representam nossos sentidos e ações, a força que nos move. A carruagem é a representação do corpo; as rédeas, a mente superficial ou a faculdade mental, são os pensamentos que direcionam os sentidos e a ação. O cocheiro, ou condutor, representa o discernimento, o intelecto profundo, aquilo que põe luz e conduz a carruagem. O dono da carruagem é o aspecto mais essencial de quem somos: alguns chamam de alma; outros, de espírito. Podemos treinar o cocheiro (nossa mente), por meio da prática da meditação, a fim de conduzir nossos sentidos e ações na direção que nossa verdadeira essência determina.

Seguindo a linha do tempo, no século IV a.C., os ensinamentos de Sidarta Gautama dão base para o surgimento do Budismo, filosofia a partir da qual começa a ser descrito um uso sistemático das disciplinas meditativas como forma de encontrar um estado modificado de consciência voluntariamente provocado. Outras filosofias asiáticas contemporâneas ao Budismo, como o Taoísmo e o Jainismo, também apresentam uma variedade de práticas contemplativas entre seus princípios fundantes.

Por sua vez, apesar de praticada muitos séculos antes no Vale do Rio Indo, a Ioga tem seus primeiros registros escritos conhecidos datados de 200 d.C., os *Yoga Sutras* de Patanjali. Esse texto é composto por frases curtas, que se encadeiam como contas de um colar, orientando o aprendiz em oito passos que incluem princípios éticos e morais, posturas físicas e técnicas respiratórias, e treinos de atenção e concentração, que culminam em um estado modificado de consciência característico da meditação. Conforme o sutra I-2, "Ioga é a cessação (temporária) dos movimentos da mente".

Essas tradições, principalmente o Budismo e a Ioga, influenciaram muito as práticas atuais do conjunto de técnicas que chamamos de meditação. Essa relação pode dar a enganosa impressão de que a meditação é algo exclusivo ou predominante das culturas orientais, mas desde tempos remotos as culturas ocidentais também a praticam em suas tradições.

No Judaísmo, por exemplo, a presença da Meditação está descrita na Cabala já há mais de 2 mil anos. Dentro da tradição mística muçulmana, há uma interessante técnica que se utiliza do movimento corporal para a promoção de estados modificados de consciência, o Giro Sufi, um tipo de meditação ativa.

Nos primeiros séculos dos nossos tempos, também havia práticas contemplativas bastante presentes na tradição cristã dos Padres e Madres do Deserto. Essa prática ganhou novo interesse desde a década de 1950, a partir dos estudos do monge beneditino John Main, e vem crescendo em alcance por ação da Comunidade Mundial para a Meditação Cristã. Ainda no Cristianismo, textos de Santa Teresa D'Ávila e São João da Cruz trazem bonitos relatos de estados meditativos.

Nas décadas de 1960 e 1970, o Ocidente se familiarizou com um tipo de técnica conhecida como Meditação Transcendental, por influência de um professor chamado Maharishi Mahesh, guru dos Beatles. Foi também a partir da década de 1970 que a meditação cruzou os muros de monastérios e conventos e despertou um interesse científico, crescente até os dias atuais, a partir dos trabalhos publicados pelo cardiologista Herbert Benson, pesquisador da Escola de Medicina de Harvard. Ao estudar monges budistas durante a meditação, Benson notou alterações fisiológicas como normalização da pressão arterial, redução da frequência cardíaca, redução do consumo de oxigênio e alterações da condutância da pele, além do estado mental mais tranquilo. Surge, então, a descrição da resposta de relaxamento,[3] que veremos com mais detalhes no Capítulo 3.

Por volta do final dos anos 1970 e início dos 1980, outra prática bastante conhecida na atualidade tem início – o *Mindfulness*. Com base em técnicas da Ioga e no texto budista chamado *Satipatthana Sutta* (o mesmo texto que o Seu Fernando me mandou por *e-mail* em 2018), Jon Kabat-Zinn, professor e pesquisador da Faculdade de Medicina da Universidade de Massachusetts, desenvolveu um programa de oito semanas chamado *Mindfulness-Based Stress Reduction* (Redução do Estresse Baseada em Atenção Plena), com o objetivo de melhorar a qualidade de vida de pessoas com dor crônica.[4] A partir da estruturação de um conteúdo sem vínculos religiosos ou filosóficos, que era facilmente reproduzido, e utilizando técnicas que promovem alterações na percepção das emoções e melhor funcionamento do corpo, criou-se um terreno fértil para o aumento exponencial de estudos sobre meditação que vemos nas últimas quatro décadas.

Por muito tempo era ainda complexo falar cientificamente sobre uma prática com tantas variáveis e tantos jeitos diferentes de se abordar – só neste texto, já citei a Meditação Cristã, a Meditação Transcendental, o *Mindfulness* e o Giro Sufi. Então, em 2004, o médico e pesquisador brasileiro Roberto Cardoso publicou uma proposta de definição operacional da meditação.[5] Roberto passou por diversas técnicas de meditação ao longo do seu caminho de aprendiz e conseguiu nesse trabalho, de maneira bastante pedagógica, reunir os elementos-chave que fazem com que uma prática possa ser chamada de meditação. Apresentarei mais detalhes no Capítulo 4, mas, por enquanto, é importante destacar que essa publicação tornou possível reunir as diferentes técnicas em torno de um espectro comum e reprodutível, o que garantiu mais condições de falar sobre a meditação do ponto de vista do método científico.

Essa definição, entre tantas que podem ser utilizadas, foi aquela com a qual senti mais afinidade e que me pareceu fazer mais sentido ao olhar para a prática da meditação no contexto da saúde, por isso escolhi utilizá-la neste livro. Aproveito para esclarecer que esta não é a única forma de se falar sobre meditação, mas é bastante didática e de fácil aplicação nos dias atuais.

Como Seu Fernando bem me ensinou, as palavras nos contam muito sobre o sentido das coisas. Com a meditação, não é diferente. Em cada cultura em que está presente, as palavras utilizadas para falar sobre ela nos permitem decifrar um pouco do significado da prática. Em latim, do qual se origina nossa língua, *meditatio* significa refletir, pensar sobre algo, contemplar. Esse pode ser um caminho da meditação, mas às vezes deixa a sensação de que meditar é pensar e isso dificulta um pouco quando alguém que não tem muita experiência se senta para praticar. Pode nos atrapalhar tanto quanto achar que meditar é não pensar em nada – e você vai descobrir nas próximas páginas que isso é fisiologicamente impossível. (Eu ouvi daqui o seu suspiro de alívio!) Em sânscrito, a meditação pode ser chamada de *bhavana*, que quer dizer familiarizar-se. Nós nos tornamos familiares com o funcionamento da mente, com os padrões automáticos de pensamento que costumamos ter, com as reações impensadas por meio das quais nos posicionamos no mundo. Essa me parece uma boa maneira de entender a meditação e é a partir dela que vamos seguir.

Ah, talvez você esteja curioso com o que aconteceu com o Seu Fernando. Há alguns anos, deixei de trabalhar na clínica em que ele se tratava, mas mantivemos contato por *e-mail*. No dia em que me sentei para escrever este capítulo, mandei um "alô" dizendo como ele é fundamental no meu caminho. Recebi uma resposta automática de que aquele endereço de *e-mail* não existe mais...

2

Anatomia da atenção

Eu tenho uma pequena paixão. Ele tem um dentinho torto para fora da boca, do lado direito. Seu olho esquerdo também é desalinhado, mais para o lado do que deveria. As patinhas são como as do Garrincha e seus pelos brancos não demonstram que ele já está no quarto final da vida. Esse conjunto de imperfeições o deixam realmente lindo!

De tempos em tempos, eu levo o Teo para banho e tosa. Como ele é cheio de manias, o pessoal do *pet shop* me pede pelo menos duas horas para não estressá-lo. Aproveito esse tempo para estacionar em algum café e colocar a vida em dia – respondo *e-mails* e mensagens, organizo a agenda e as contas do banco etc.

Nesse dia não foi diferente. Parei em uma padaria, saí do carro com a mochila do computador e a bolsa, respondendo a uma mensagem em áudio pelo celular. Sentei com um suspiro – não o de comer, de alívio mesmo – e comecei a esquadrinhar o cardápio em busca da indulgência açucarada do dia. Não sei precisar bem o tempo, talvez tenham sido segundos, mas logo entrou um rapaz esbaforido que veio rapidamente na minha direção: "Senhora, aquele carro prateado é seu? Acho melhor a senhora ir lá fora".

Peguei a mochila, a bolsa, o celular e saí meio desajeitada, deixando o cardápio aberto na mesa. Desde que tive o computador furtado, não consigo sair sem ele no ombro. Cheguei na calçada e o caos havia se instalado na avenida: tinha carros passando por cima do canteiro central, outros pelo canto da calçada, buzinas para todo lado e algumas pessoas olhavam para a cena com absurdo nos olhos. Meu carro estava atravessado no meio da avenida, sem um motorista dentro!

Com a cabeça dividida entre bolsa, mochila e celular, eu simplesmente esqueci de puxar o freio de mão antes de sair do carro. A atenção, matéria-prima básica do ser humano, estava em qualquer outro lugar, mas não naquele onde eu estava quando estacionei na calçada ligeiramente inclinada da padaria.

Um dos maiores enganos que nos rondam nas últimas décadas é a sensação de que podemos ser multitarefas. Talvez você se frustre e não queira seguir lendo as próximas páginas, caso o seu intuito com a meditação seja conseguir fazer mais coisas ao mesmo tempo. Desde já saiba que nós não somos multitarefas e a meditação não trará esse "superpoder" para você! Eu preciso que isso entre na sua cabeça com bastante clareza antes de seguirmos adiante. O que nossa mente tem é uma capacidade muito boa de trocar rapidamente a atenção de uma tarefa para outra.[1] Isso pode ocorrer em milissegundos, uma fração de tempo que mal conseguimos ver passar em um cronômetro, dando a falsa sensação de que podemos nos manter atentos a duas coisas ao mesmo tempo. Não podemos.

Eu sei que você vai me dizer que consegue responder uma mensagem do celular enquanto "presta atenção" no trânsito ou que consegue "estar atento" na reunião *on-line* enquanto arruma a lancheira do seu filho. Será que consegue mesmo?

Vou explicar aqui um pouco do que a neurociência já descobriu sobre o funcionamento da atenção – isso será essencial para falar sobre meditação. Temos, basicamente, três tipos de atenção: focada, ampla e executiva.[2]

Atenção focada é quando colocamos todo o nosso foco em um único objeto, por exemplo, ao passar uma linha no buraco minúsculo de uma agulha ou quando nossos ancestrais estavam bem próximos de atacar uma presa com armas rudimentares. Sua função, como o nome diz, é FOCAR.

Atenção ampla são aqueles momentos em que trazemos nosso foco para a periferia, observando muito mais o ambiente ao redor do que um objeto específico. Sabe quando você está dirigindo ou jogando bola e passa a perceber o ambiente como um todo, e não apenas o semáforo à sua frente ou a bola na lateral do campo? Nessa situação, você percebe um pedestre à sua esquerda que ameaça atravessar a rua fora da faixa e o vendedor que chega com um buquê de flores à sua direita, ou o zagueiro que vem com tudo na sua direção e o "bandeirinha" marcando o impedimento. Sua função é OBSERVAR.

Atenção executiva é a habilidade que temos de avaliar se nossa atenção está direcionada para aquela tarefa que nos propusemos a fazer e traçar uma nova rota quando necessário. Enquanto você lê este livro, algumas vezes se distraiu com uma notificação do celular, uma buzina que alguém tocou na rua, a criança gritando em casa ou um pensamento aleatório que surgiu ao ler uma palavra. Você não precisa ficar com a bochecha vermelha ou com esse sorrisinho sem graça, não. Isso acontece com todo mundo – é normal. E, para ser honesta, apesar de saber que isso aconteceu, eu não estou aí para ver. Mas a sua atenção executiva está, percebeu que você se distraiu e te convidou a retornar à leitura do livro ou a sair correndo para atender sua criança que gritou porque cortou o dedo brincando. A função executiva da atenção nos ajuda a ignorar tendências automáticas (como pegar o celular sem necessidade), lembrar daquilo que nos propusemos a fazer (assim você retoma a leitura) ou revisar e atualizar nossas ações (no caso de a criança realmente precisar de ajuda e você ter que largar tudo para socorrê-la). Sua função é PLANEJAR E ADMINISTRAR (Tabela 1).

Após muitos estudos sobre as atividades cerebrais, hoje já sabemos que esses tipos de atenção não funcionam simultaneamente. Se você está focado, deixa de observar o que está acontecendo no ambiente. Se você está percebendo o ambiente ao redor, tem a impressão geral, mas não consegue ver nada com muitos detalhes. E de tempos em tempos, seu administrador "dá o ar da graça" para ver se tudo anda como o planejado. Vou chamar esse conjunto de tipos de atenção de rede de modo tarefa (RMT), mas já digo que esta é uma enorme simplificação do sistema atencional – tomei esta liberdade apenas para facilitar o entendimento.

Tabela 1 Tipos de atenção e as suas funções

Atenção focada	Atenção ampla	Atenção executiva
Foco estreito (apenas um objeto)	Foco amplo (reconhecimento do ambiente)	Foco em avaliar se a atenção está onde deveria estar
Permite reconhecer muitos detalhes	Não permite reconhecer detalhes	Permite ignorar os estímulos inadequados e redirecionar o foco
É como acender uma lanterna em um quarto escuro	É como acender a lâmpada do teto em um quarto escuro	É como o CEO de uma empresa, que redireciona o foco e atualiza os objetivos
FOCAR	**OBSERVAR**	**ADMINISTRAR**

Há mais de um século, o filósofo e psicólogo norte-americano William James já dizia que "a cada momento, aquilo em que prestamos atenção é a realidade".[3] A maneira como percebemos o mundo é por meio de recortes que fazemos da realidade, fragmentos que pinçamos a partir da direção em que a atenção está voltada. Como você já deve estar suspeitando e reconhece a partir de sua própria experiência, o foco da atenção oscila o tempo todo entre nosso espaço interno (pensamentos, emoções, sensações corporais) e externo (sons, estímulos visuais, cheiros).[4] É assim que vamos criando a percepção do mundo.

Imagine, então, um consultório. Médico e paciente vivem "a mesma realidade", mas um está focado em ouvir os sons que saem do pulmão por meio do estetoscópio e organizá-los em um diagnóstico conhecido. Enquanto o outro está preocupado em respirar fundo, falar "trinta-e-três" e tentar tirar do pensamento as preocupações sobre ter uma doença grave. É a mesma situação, mas realidades completamente diferentes criadas a partir do foco de atenção de cada um.

Essa maravilha chamada atenção, em um universo com milhões de estímulos como é o nosso, molda a vida. Ela seleciona as informações que serão assimiladas e as que serão ignoradas, interfere no modo como percebemos o mundo e nas decisões e ações que tomamos, e regula as emoções e a maneira como interagimos com os outros.

Assim como minha atenção não estava no freio de mão quando estacionei na padaria, sua atenção também não está no volante enquanto você responde a uma mensagem no celular. Tampouco você ouviu parte importante do pedido do seu chefe enquanto colocava a maçã na lancheira de seu filho. Talvez você não esteja entendendo o que estou afirmando, porque se distraiu da leitura no trecho em que fiz essas referências.

Acredito que o funcionamento da atenção esteja um pouco mais claro para você. Eu tenho um amigo que insiste em dizer que ele desafia a Ciência e consegue, sim, fazer cinco coisas ao mesmo tempo. Não é, Fabiano? Se ele realmente for essa "mosca-branca" do funcionamento da atenção, ainda assim há algo que o Fabiano não conseguiria fazer: fugir das viagens mentais no tempo!

Você, com certeza, já fez o caminho do trabalho até a sua casa e não se lembra de nada do que aconteceu no trajeto. Novamente: não tenho bola de cristal, mas algumas vezes, enquanto você lia esse livro, sua mente viajou e você nem sabe para onde. Essas oscilações involuntárias do pensamento, em geral, nos transportam para situações do futuro ou do passado, com a atenção voltada "para dentro" em pensamentos sobre nós mesmos. Em sua maioria, têm um tom mais negativo e bastante automático. (Nossa mente não costuma nos elogiar e dizer o quanto somos bons nisso ou naquilo, mas tem uma impressionante capacidade de crítica negativa!) Esse devaneio mental é o que as tradições contemplativas orientais costumam chamar de "mente macaco", uma belezinha que pula de galho em galho sem muita lógica. Na neurociência, isso se chama rede de modo padrão (RMP), do inglês *default mode network*.

Esse funcionamento em "redes" – grupos de neurônios que se localizam distantes anatomicamente no cérebro, mas operam em conjunto, como uma rede de energia elétrica que conecta diferentes partes de uma cidade – é um mecanismo bem engenhoso que permite um ótimo trabalho dos cerca de 86 bilhões de neurônios do cérebro humano, conectados em mais de 100 trilhões de sinapses.[5] (Esse número foi descoberto pelos pesquisadores cariocas da equipe do Roberto Lent.)

Em 2010, dois pesquisadores da Universidade de Harvard, nos EUA, fizeram um estudo interessante: avaliaram 2.250 adultos em momentos aleatórios do dia e perguntaram o quanto eles se sentiam felizes em uma escala de 0 a 100, o que eles estavam fazendo naquele momento e se estavam pensando em algo diferente daquilo que faziam.[6] Para surpresa dos pesquisadores, minha e talvez sua, as pessoas que pensavam em uma coisa enquanto faziam outra se sentiam mais infelizes do que aquelas que estavam presentes no que viviam. Para deixar mais claro: se você estiver no trânsito engarrafado com a atenção focada no trânsito, provavelmente se sentirá mais feliz do que se estiver na praia, em um momento de descanso, mas pensando sobre os boletos que tem que pagar. Trocando para a linguagem científica, podemos afirmar: quando a mente está funcionando na rede de modo padrão (na praia pensando nos boletos), somos mais infelizes do que quando a mente funciona na rede de modo tarefa (no trânsito com atenção focada nele) (Tabela 2).

Se essa surpresa já não fosse o bastante, a mesma pesquisa mostrou que passamos 46,9% do tempo acordados com a mente funcionando no modo "viagem mental" – a rede de modo padrão.

Tabela 2 Redes neuronais da atenção

Rede de modo tarefa	Rede de modo padrão
Atenção dirigida para FORA	Atenção dirigida para DENTRO
Estar imerso em uma EXPERIÊNCIA	Sem muita lógica ("MENTE MACACO")
Perceber o MUNDO	Conteúdos negativos sobre o EU
Pensamentos INTENCIONAIS	Pensamentos AUTOMÁTICOS

A rede de modo tarefa e a rede de modo padrão não funcionam ao mesmo tempo. Para que uma esteja ligada, a outra precisa estar desligada!

O modo tarefa é aquele em que temos uma mente criativa, que funciona com intenção, resolve problemas, permite saborear as experiências do mundo e, quando o foco está voltado para dentro de nós, permite contemplar princípios elevados. Esse modo é uma combinação do funcionamento das atenções focada, ampla e executiva. Por outro lado, o modo padrão é essa mente mais automática, de pensamentos espontâneos, sem muita utilidade – "o que vou comer mais tarde?", "será que ele ficou chateado comigo depois da briga de ontem?", "e se a turma não gostar da festa que estou preparando para o fim de semana?", "será que eu deveria pintar meu cabelo ou mudar o corte?" – e que tende a nos deixar mais infelizes. O modo padrão é o do devaneio, da distração, da "viagem mental" no tempo.

Você deve estar se perguntando: afinal de contas, por que será que a natureza mantém essa rede funcionando em metade do meu tempo acordado? Será que não deveríamos ter evoluído?

Existe uma razão biológica para que esse modo padrão permaneça tão presente. Imagine que você voltou no tempo e está vivendo com nossos irmãos humanos na era das cavernas. Você saiu para procurar comida e manteve seu foco o tempo todo na busca por frutas roxas nas árvores. Por estar tão focado, você não percebeu uma fera se aproximando sorrateiramente e, em sua busca tão determinada por comida, acabou virando a refeição de alguém!

Apesar de não nos lembrarmos com frequência, somos uma espécie animal frágil que viveu em um ambiente natural traiçoeiro. Se nossos ancestrais mantivessem a atenção focada por longos períodos, não estaríamos aqui hoje! Esses momentos de "distração" são uma maneira de fazer um monitoramento passivo do ambiente. Somado a isso, nossa atenção intermitente também oscila entre os sentidos (visão, olfato e audição), permitindo ainda mais sucesso para os humanos, já que garante a capacidade de escanear ameaças ao redor, procurar comida, proteger a prole, buscar um companheiro, manter-se em grupo etc. Em resumo, a função da atenção é reprodução e sobrevivência, como praticamente tudo na natureza.

Para isso, em meio a tantos estímulos, há algumas informações que são priorizadas pela atenção: o **prazer**, garantindo alimentação e reprodução; a **novidade**, avaliando possíveis riscos ou eventuais oportunidades; e a **ameaça**, que é o tipo de informação que mais captura a atenção para que possamos montar uma resposta rápida de proteção. Vamos nos aprofundar mais na ameaça no Capítulo 3.

Embora a gente teime em colocar a culpa de nossa distração na internet ou na tecnologia, a oscilação da atenção e a divagação mental são características naturais – e úteis – do ser humano. É claro que hoje não precisamos delas com tanta frequência como há 3 milhões de anos os *Homo habilis* precisavam, mas esta atualização em nosso *software* mental (ainda) não aconteceu espontaneamente. Com certa prática de meditação, no entanto, é possível regular melhor a atenção e também transformar gradativamente o conteúdo do modo padrão, tornando os pensamentos menos automáticos, negativos e centrados em nós mesmos. Em seu lugar, surgem ideias mais empáticas e compassivas, além de modificar a narrativa emocional que temos sobre nós.[7]

A Ciência sabe atualmente o que os meditadores conheciam há milhares de anos: nossas redes de atenção podem ser treinadas e o primeiro passo desse treino é perceber sua intermitência. Observar que a mente está em constante movimento e reconhecer que esta é a sua natureza nos permite criar espaços, ainda que breves, de atenção voluntária sustentada em algo que beneficia a nós mesmos e aos outros. Esse é o princípio da meditação!

William James, o filósofo e psicólogo norte-americano (Lembra dele?) dizia que "ninguém pode ser mestre de si mesmo sem atenção. Uma educação que melhore essa faculdade deve ser considerada a educação por excelência". É por meio dessa educação da atenção que você pode ganhar mais habilidade de governar a si mesmo e, quem sabe, assim você não vai precisar, como eu, sair correndo da padaria para resgatar seu carro em meio a uma avenida movimentada por não ter puxado o freio de mão.

3

Estresse: o mal do século?

Era meio de junho, verão na França. Fomos para uma ilha à qual só se chegava de barco e onde se andava a pé ou de bicicleta. Quando desembarcamos, o Fábio, ciclista inveterado, já tinha o roteiro pronto na cabeça: atravessar a ilha de bicicleta até a praia mais bonita do lugar.

O único detalhe que não havia entrado na conta era que eu não ando de bicicleta.

No primeiro dia de férias, quando eu tinha 11 anos, fui estrear a "magrelinha" que eu tinha ganhado do meu avô. Ela era branca e lilás, com uma cestinha na frente – uma lindeza que só.

Estávamos de carro. Meu pai me deixou no topo da ladeira e foi com minha mãe e meu irmão esperar lá embaixo. Nunca fui muito corajosa para assuntos radicais, mas também nunca fui de dispensar uma plateia, então peguei o embalo e desci. Só que a velocidade foi aumentando, aumentando, e eu não sabia bem onde ficava o freio da bicicleta. Em pouco tempo, eu vi asfalto, guidão, carro, céu e mais um pouco de asfalto. Os olhos roxos das pancadas não foram nada perto dos 40 dias de gesso embrulhando meu braço esquerdo amarrado no peito por causa de uma fratura na clavícula – o ossinho da saboneteira – e dos dias de perna esticada por conta de um baita ralado no joelho. Desde então, nunca mais eu havia subido em uma bicicleta.

Nesse verão na França, nossas opções eram três horas de trilha a pé ou 30 minutos de bicicleta para chegar à tal praia da Ilha de Porquerolles. Fábio não me deu alternativas: "Hoje você vai pedalar!". Eu não queria ser a chata da viagem, então me enchi de coragem e concordei que ia testar uma bicicleta dessas de dois lugares. O Fábio ia dirigindo na frente e eu ia atrás, com a única função de girar os pedais. Que dificuldade poderia haver nisso, não é?

Topei. E logo ali, nos primeiros 100 metros do teste da bicicleta trambolhão, meu coração já disparou. O trajeto de 30 minutos entre o porto e a praia era todo arborizado, de chão de terra, com famílias caminhando tranquilas, mas a única coisa que eu conseguia ver eram as costas do Fábio na minha frente. As mãos geladas tremiam no guidão, a boca seca, os dentes travados, os músculos do pescoço e os ombros contraídos que nem cimento, a respiração bem rápida e curta. Pela minha cabeça só passava o momento em que a queda se tornaria inevitável.

Isso que eu acabei de descrever é a resposta de estresse, um recurso natural do corpo para nos preparar para uma ação sempre que nos sentimos desafiados ou ameaçados. A amígdala – a região cerebral, não aquela que dá dor de garganta – é ativada toda vez que percebemos uma situação de perigo e em questão de milissegundos o corpo nos deixa prontos para lutar ou fugir.

A percepção de ameaça faz com que a amígdala cerebral ative o chamado eixo hipotálamo-hipófise-adrenal. Esse conjunto de glândulas (duas mais próximas do cérebro e outra mais próxima dos rins) passa a liberar cortisol na corrente sanguínea. Um outro sistema que se liga durante a resposta de estresse é o chamado simpático-adrenomedular. Assim, a parte do sistema nervoso autônomo chamada simpático faz com que a glândula adrenal libere uma boa quantidade de adrenalina e noradrenalina na circulação.[1,2] Juntos, cortisol e adrenalina fazem com que a respiração fique mais acelerada e superficial. Aquela respiração de cachorrinho, sabe? O coração também acelera, a pressão sanguínea aumenta e mais glicose é disponibilizada. Todas essas modificações no funcionamento do corpo fazem com que haja mais energia – oxigênio e açúcar – disponível para uso.

Gosto do apelido da resposta de estresse ("luta ou fuga") porque ele é bem ilustrativo do que acontece no corpo diante de uma ameaça: músculos se contraem, principalmente ombros, braços, pescoço, coxa e glúteos; a atenção fica totalmente voltada ao que nos intimida; e buscamos soluções ágeis para nos livrar do perigo. É um momento de pouco raciocínio lógico e muito instinto. Se nada der certo e formos feridos, o corpo também está preparado, já que o sistema de coagulação torna-se mais ativo, as células de defesa passam a funcionar melhor e o sistema de inflamação está a todo vapor, o que será muito útil nessa situação.[3]

Essa resposta involuntária e reflexa eficiente, lapidada pela natureza ao longo de muitos milhares de anos, já nos livrou de animais que tentavam nos fazer de comida na selva. Lembra a fera do capítulo anterior ou sua atenção andava meio distraída enquanto lia aquela parte do livro? Vivendo no ambiente natural ameaçador, foi esse mecanismo que nos ajudou a curar infecções em feridas, procurar comida, fugir de acidentes climáticos. Todos esses estressores biológicos são enfrentados com a ajuda da resposta de estresse. Ela também nos permite defender nosso ponto de vista em uma reunião de condomínio ou correr de um carro que vem em nossa direção na rua. É uma resposta perfeitamente adaptada a situações pontuais de desafio ou ameaça, que duram alguns minutos ou no máximo poucas horas do dia.

Agora, seja sincero: o que te ameaça nos dias de hoje? Vai, pode pensar um pouquinho mais. Quando faço essa pergunta para os meus pacientes, em geral ouço as mais diversas variações sobre um mesmo tema: falta de tempo, excesso de trabalho, contas para pagar, preocupação com os filhos, preocupação com o futuro, dinheiro, medo de ficar sem emprego, medo da doença voltar. Um bom resumo do que mais nos ameaça nos dias de hoje seria: os nossos próprios pensamentos! E os pensamentos, como já contei aqui, não vão embora. Eles simplesmente não deixam de existir. Ao contrário daqueles estressores temporários da natureza, os estressores psíquicos são duradouros. Assim, uma resposta que foi feita para durar alguns poucos minutos passa a ficar ligada muitas horas no dia, por muitos dias na semana, por muitas semanas no mês, tornando-se um estresse crônico. Esse, sim, é tóxico para o organismo.[4]

É como se o corpo fosse um carro que está sendo acelerado em ponto morto: há consumo de energia, o motor vai sendo desgastado, mas o carro não sai do lugar. Nenhuma ação acontece. No organismo cronicamente estressado, a fábrica de energia das células, a mitocôndria, trabalha em ritmo acima do ideal para conseguir produzir todo o combustível necessário e não há tempo hábil para jogar fora o lixo produzido, o que causa um acúmulo de radicais livres, que são tóxicos para as células.[5]

Imagine seu corpo sendo atacado por um leão na selva. Você se saiu bem e depois de correr um bocado conseguiu escapar com apenas alguns arranhões. Após alguns dias, as marcas começam a ficar vermelhas, doloridas e com um líquido branco meio amarelado saindo delas. Uns dias depois, está tudo cicatrizado! Isso é a inflamação, uma reação poderosa do organismo para combater infecções. Agora, imagine que essa ferida não cicatrizou e ficou ali, doendo, com pus, sensível. Imagine isso acontecendo por dentro do seu corpo: vasos sanguíneos, coração, fígado e cérebro. Isso é o que a Ciência vem chamando de inflamação crônica de baixo grau. Substâncias inflamatórias, como as interleucinas e fator de necrose tumoral alfa (TNF-alfa), permanecem tentando combater uma lesão que, na verdade, não existe. Muitos fatores podem causar essa condição, como a alimentação, os poluentes ambientais e o estresse prolongado. Esse parece ser um dos principais mecanismos por meio do qual o estresse se vincula às doenças crônicas mais comuns dos dias atuais. Há pesquisadores que chegam a dizer que o estresse está associado a 75-90% das causas dessas doenças (Figura 1).[6]

No curso Medicina Mente-Corpo do qual participei, na Escola de Medicina de Harvard, em Boston, a palestrante mostrou duas fotos do presidente norte-americano Barack Obama, uma do dia em que ele tomou posse e a outra no dia em que deixou a presidência, após oito anos e dois mandatos. Havia um acúmulo incrível de rugas e cabelos brancos separando as duas fotos. A aula era sobre os efeitos do estresse no envelhecimento celular!

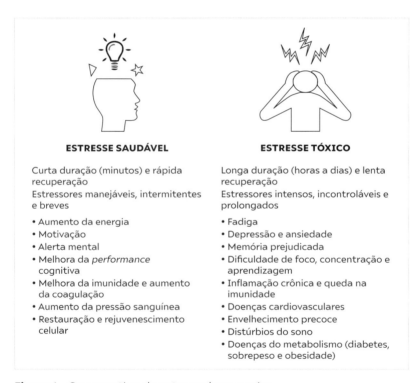

Figura 1 Comparativo do estresse bom e ruim.

A explicação menos figurativa para o envelhecimento celular é que temos nas pontas dos nossos cromossomos uma estrutura chamada telômero. É como aquela pontinha de plástico do cadarço do tênis que não o deixa desfiar. Os telômeros funcionam quase como um cronômetro do material genético, porque vão encurtando com o tempo até que ficam tão pequenos que dão o sinal de que a célula envelheceu e chegou sua hora de entrar em apoptose, ou seja, de morrer. Todos os dias, os telômeros encurtam um pouco e a enzima telomerase repara uma certa quantidade. Assim, a velocidade de encurtamento dos telômeros acaba não sendo tão intensa.

A cientista americana Elissa Epel, que há anos vem estudando os impactos do estresse no tamanho dos telômeros, descobriu que o estresse crônico inibe a ação da telomerase e, com isso, a velocidade do encurtamento dos telômeros aumenta muito rapidamente, o que leva ao envelhecimento celular precoce.[7] Em termos técnicos, o estresse crônico causa disfunção mitocondrial, inflamação crônica de baixo grau e maior velocidade de encurtamento dos telômeros, que são bases fisiopatológicas para o desenvolvimento de uma série de doenças.[8]

É claro que não percebemos nada disso acontecendo, mas também é fato que, por causa disso, sentimos tensão muscular, piora de dores crônicas, dor de cabeça, bruxismo e dor lombar, por exemplo. Ou, ainda, sentimos dificuldade em pegar no sono ou manter uma noite inteira de sono reparador, sensação de cansaço frequente e fadiga.

Com frequência, quando passamos por prolongados períodos de sobrecarga física e mental, podemos ser acometidos por alterações da imunidade manifestadas por infecções de repetição, que vão desde resfriados em série e candidíase de difícil tratamento a piora de doenças autoimunes como lúpus eritematoso sistêmico ou doenças inflamatórias intestinais.

Essa condição de estresse crônico também nos deixa mais ansiosos, impacientes ou irritados. Algumas pessoas tendem a se isolar; outras, a explodir. Há dias em que todas as emoções se apresentam em série. Essa volatilidade emocional afeta as nossas relações, gerando desentendimentos em casa ou no trabalho.

As áreas cerebrais relacionadas ao medo estão muito próximas das áreas que disparam a resposta de "luta ou fuga" em nosso corpo, e podem aumentar de tamanho e atividade quando o estresse é prolongado. Por sua vez, áreas relacionadas à memória e à capacidade de tomada de decisão e planejamento ficam com tamanho e função reduzidos.[9] Não é de se estranhar, então, que a gente esqueça compromissos e palavras, não consiga se concentrar ou não mantenha o foco quando passamos por períodos prolongados de tensão. O que você imagina que acontece com nossa capacidade de fazer boas escolhas e tomar decisões importantes nesse contexto? A resposta é: ela fica mínima.

O "cérebro estressado" busca maneiras de se aliviar que nem sempre são boas para a saúde. Por conta das alterações nos neurotransmissores, as vias de recompensa ficam muito ativas, o que pode gerar comportamentos compulsivos por alimentos e bebidas que deem prazer.[10] Você não vai comer alface quando se sente sob pressão, não é? Nesses momentos, buscamos alimentos mais saborosos, geralmente ricos em açúcares e gorduras. O bom e velho chocolate está nos primeiros lugares desta lista.[11]

Eu não sou chocólatra, mas sou alucinada por café. Gosto de cheirar o grão, ouvir o som do moedor e sinto prazer ao esperar o líquido marrom e fumegante subir pela cafeteira italiana no fogo baixo. Não tenho pressa para beber cada gota intensa sem nenhum açúcar. Gosto do amargo! Mas há períodos em que me pego tomando apressada uma xícara atrás da outra, sem sentir gosto ou cheiro, que dirá ouvir o moedor trabalhando. Fico compulsiva mesmo.

Após muitos anos estudando sobre estresse, aprendi que esse é meu sinal de alerta de que preciso desacelerar. Compulsão por comidas, bebidas, remédios, drogas e compras são todos potenciais sintomas de estresse.

Os sintomas do estresse tóxico são uma combinação única para cada um de nós, podendo acometer as esferas física, emocional, mental e/ou comportamental. Funcionam como a impressão digital: cada um tem a sua!

Eu sou fã de um médico inglês chamado Rangan Chatterjee. Ele costuma dizer que as "microdoses diárias" de estresse são o grande problema.[12] Aqueles pequenos desafios do dia a dia vão se somando sem que tenhamos tempo suficiente para nos recuperarmos entre eles – trânsito, criança com febre, metas do trabalho e por aí vai! Como você deve imaginar, além desses pequenos desafios da rotina, podemos ter um único desafio muito grande ou muito prolongado, como se tornar cuidador de alguém que adoeceu, receber o diagnóstico de uma doença ameaçadora da vida, passar por períodos de dificuldade financeira, não ter dinheiro para comprar a comida ou não saber como irá arcar com o aluguel. Seja pelas microdoses acumuladas, seja por uma única grande e longa dose de estresse, é a falta de tempo para recuperação que torna o estresse um problema.

Esse problema é tão grande que o estresse se torna pano de fundo para o surgimento ou agravamento das doenças mais comuns nos dias atuais, as chamadas doenças crônicas não transmissíveis. Entre elas, estão as doenças do sistema cardiovascular, como hipertensão arterial, infarto agudo do miocárdio e acidente vascular cerebral; as doenças do metabolismo, como a obesidade e o *diabetes mellitus*; e as doenças neuropsíquicas, como a depressão. Como já citei, o que há em comum entre todas essas doenças é a inflamação crônica de baixa intensidade, que pode ser causada ou agravada pelo estresse crônico.

Mas nem todo mundo é igual. Por acaso você já vivenciou uma situação com outra pessoa e cada um teve um comportamento completamente diferente? Com o estresse acontece a mesma coisa! Gosto de uma frase atribuída ao filósofo grego Epíteto que é mais ou menos assim: "não são as coisas que acontecem que trazem aflição, mas o modo como as vemos". Epíteto nasceu em 50 d.C. e parece que por lá o estresse já era um problema.

Ameaça, insegurança, incerteza, desafio. São essas interpretações sobre uma situação – e não a situação em si – que fazem a resposta de estresse se ligar. Foi assim comigo e com o Fábio na Ilha de Porquerolles, na França. Nós dois estávamos andando em uma bicicleta rumo à praia. Ele estava feliz da vida, "curtindo" a paisagem e se sentindo bem relaxado. Já eu... eu estava morrendo de medo, estressada, suando frio, me sentindo ameaçada e acreditando que tudo ia dar errado a qualquer momento.

A percepção de ameaça gera estresse, por outro lado, quando nos sentimos seguros e protegidos física e emocionalmente, reduzimos o alerta, o que faz a atividade da amígdala cerebral diminuir e, com ela, diminui também o disparo da resposta de estresse. Com a amígdala trabalhando menos, uma região cerebral que fica logo atrás da testa, chamada córtex pré-frontal, assume a direção. Essa região é responsável pela regulação emocional, por inibir ações inapropriadas, pelo raciocínio lógico e pela capacidade de tomada de decisão.[2]

Esse conjunto de alterações do funcionamento cerebral é acompanhado por ajustes em todo o corpo provocados, principalmente, pela ativação de uma outra parte do sistema nervoso autônomo chamada parassimpático. Ele predomina durante as situações de segurança e de repouso, conservando e armazenando energia e regulando as funções básicas do organismo, como a digestão e o reparo celular. Nessa condição, a frequência dos batimentos cardíacos se normaliza junto com o ritmo respiratório e a digestão melhora por causa de um aumento na secreção dos líquidos envolvidos, como a saliva e o suco gástrico, e da maior movimentação dos intestinos.[13]

Uma das principais substâncias envolvidas no retorno do organismo ao equilíbrio é o óxido nítrico,[1] que promove redução da pressão arterial, do consumo de oxigênio e dilatação dos pequenos vasos sanguíneos nas extremidades do corpo, muitas vezes causando a sensação de aquecimento das mãos e dos pés.[14] Herbert Benson, o cardiologista de Harvard, chamou essas modificações de resposta de relaxamento, que posteriormente foi apelidada de "descanso e digestão" (Tabela 1). Esse nome também é uma excelente forma de entender o que acontece no organismo: todas as funções que estavam paralisadas para que fugíssemos do perigo, como a digestão, a reprodução e o descanso, voltam a funcionar quando nos percebemos seguros.

Para fugir do perigo, precisamos de velocidade. Isso fez com que a natureza tornasse a resposta de estresse muito rápida. Já o retorno ao equilíbrio é mais lento, levando algo em torno de 10 minutos para ocorrer.[8]

A resposta de relaxamento é ativada naturalmente quando nos sentimos seguros, mas podemos estimular voluntariamente esta resposta por meio de algumas atividades. Benson começou seus estudos avaliando as modificações corporais de monges enquanto meditavam, mas foi descobrindo, ao longo do seu trabalho, que uma série de outras técnicas também podem levar a essa mudança fisiológica, como práticas respiratórias, exercícios de relaxamento guiado, Ioga, Tai Chi Chuan e, é claro, a meditação!

A resposta de relaxamento, muito além de uma sensação de estar relaxado, é uma modificação da fisiologia corporal para um modo de funcionamento mais equilibrado, com menor gasto de energia, melhor restauração do organismo e maior longevidade.

Tabela 1 Comparativo das respostas de estresse e relaxamento

	Resposta de estresse	Resposta de relaxamento
Situação	Ameaça, desafio, incerteza	Segurança, proteção, previsibilidade
Resposta	Luta e fuga	Descanso e digestão
Área cerebral envolvida	Amígdala cerebral	Córtex pré-frontal
Sistema nervoso autônomo	Simpático	Parassimpático
Substâncias principais	Cortisol e adrenalina	Acetilcolina e óxido nítrico
Efeitos sistêmicos	Aumento da pressão arterial, da frequência cardíaca e da frequência respiratória	Normalização da pressão arterial e das frequências cardíaca e respiratória
	Tensão muscular	Relaxamento muscular
	Resistência à insulina	Melhor ação da insulina
	Desvio do fluxo sanguíneo do trato digestivo e pausa no processo de digestão	Maior produção de enzimas digestivas e motilidade do trato digestivo
	Ativação do sistema imunológico (inflamação e defesa)	Redução dos mediadores inflamatórios
	Ativação do sistema de coagulação	Redução da ativação e da adesão plaquetária
	Vasoconstrição periférica	Vasodilatação periférica
	Alerta mental e hipervigilância	Sensação de calma

Eu senti esse equilíbrio assim que desci da bicicleta na Ilha de Porquerolles. Entre as folhas verde vivo das árvores, dava para ver a água azul, límpida e mansa, rodeada pela fina faixa de areia clara e grossa. Distantes, descansavam barcos atracados em âncoras visíveis no fundo do mar quando nadamos até lá. Em poucas dezenas de minutos, o meu corpo saiu do modo "luta e fuga" e entrou em "descanso e relaxamento". Há anos venho treinando essa reação no meu organismo por meio da meditação. Funcionou muito bem, mas também tenho que confessar que o retorno da praia para o porto não foi "liso". Em comparação com a ida, foi mais suave, já que eu havia aprendido que conseguiria lidar com o desafio e, assim, me senti um pouco mais capaz. Mas, novamente, tive um pico agudo de estresse, só que desta vez menos intenso, seguido por um estado de retorno ao equilíbrio mais rápido.

Assim funciona também a natureza, com ciclos de ação e pausa, aceleração e repouso, gasto de energia e recuperação. Não há nada de errado, com o estresse. Quando pontual, ele é bem-vindo e nos ajuda a lidar com a incerteza, com o desconhecido, com o desafio e com o perigo. Em tempos de muita demanda, o que precisamos cada vez mais é aprender a utilizar o bom estresse, estimular os períodos de recuperação e restauração, e minimizar ao máximo possível o estresse tóxico crônico.[4]

Ao longo dos próximos capítulos, iremos ver como a meditação atua na redução da inflamação, na modificação da expressão genética e no estímulo ao funcionamento do sistema nervoso autônomo parassimpático. Para mim, no entanto, o principal benefício da meditação acontece fora do momento da prática. Ela me permite estar em contato com os meus comportamentos automáticos, me reconhecer entrando em resposta de estresse e, assim, agir para regular, de maneira simples, o funcionamento da mente e do corpo.

Gosto da ideia da médica e filósofa holandesa Machteld Huber de que saúde é "a habilidade de se adaptar e de se autoadministrar".[15] A partir desse olhar, desde que comecei a praticar meditação, sinto minha saúde melhorar a cada dia! Com ou sem bicicletas.

4

Afinal, o que é meditação?

Antes de escrever o que é, de fato, meditação, eu quero contar para você o que ela não é e quais são os grandes enganos quando pensamos sobre a prática, pois eles podem nos deixar resistentes a meditar.

Muitas pessoas me falam, por exemplo, que não conseguem meditar porque não param de pensar. Essa é uma das maiores armadilhas no assunto! Meditação não é parar de pensar, nem esvaziar a mente, tampouco uma tela em branco dentro da cabeça. Assim como nosso coração bombeia sangue, nossos pulmões respiram e nosso intestino faz movimentos espontâneos do processo de digestão, a mente produz pensamentos: essa é a sua função. Isso significa que se alguém para de ter pensamentos espontâneos, provavelmente está morto. O que a meditação propõe não é parar os pensamentos espontâneos, e sim reduzir o envolvimento com as sequências de pensamentos e com as histórias que nossa mente conta a partir de um pensamento inicial que surge involuntariamente.

Outra confusão comum é com religião. Meditação não é parte, necessariamente, de uma tradição religiosa ou filosófica. Se você segue alguma tradição religiosa, não precisa mudá-la para poder meditar. Muitas vezes, associamos a meditação ao Budismo ou à Ioga e ela realmente está muito presente nesses cenários. Mas, como vimos no Capítulo 1, outras tradições religiosas ocidentais, como o Cristianismo e o Islamismo, também cultivam essas práticas – é por isso que se faz uma forte associação entre contemplação e religião. Na verdade, a meditação, que é uma metodologia de desenvolvimento pessoal, pode ser feita sem nenhum vínculo religioso, em contexto totalmente laico.

Meditar também não é ter pensamentos positivos ou imaginar que você está em outro lugar. Pelo contrário! Ela nos coloca em contato com o que está acontecendo no exato momento e local em que estamos, e nos permite observar pensamentos bons, ruins ou neutros que apareçam, mas sem dar corda para eles. Meditação não é tentar atingir um estado mental especial, entrar em transe ou sair do corpo, é o oposto disso: estar presente na experiência vivida da maneira como ela é. Meditar permite voltar para um estado mental e corporal natural e equilibrado. Existem outras técnicas que utilizam a imaginação guiada e a geração de estados mentais positivos e que podem ser muito benéficas para a saúde, mas elas não são meditação.

Tenho alunos que me disseram que desistiram de meditar porque não conseguiram alcançar a "paz interior", o "vazio", o "todo", ou a "plenitude" sobre a qual escutaram algum professor falar. Esse é um outro grande engano quando procuramos aprender sobre meditação: confunde-se o estado meditativo com a técnica de meditação. Para explicar melhor, vou usar o exemplo de um bolo. Você gosta de bolo de chocolate? Pare alguns instantes e pense: qual é o gosto de um bolo de chocolate para você? Quando faço essa pergunta no meu curso, ouço uma centena de definições sobre bolo de chocolate – "gosto de infância", "lembro do meu filho", "medo de engordar", "delícia", "felicidade", "tarde de domingo". Bolos de chocolate podem ser tudo isso mesmo. Agora, reflita um pouco mais: se eu te der essas descrições de bolo, você vai conseguir fazer um? Eu aposto que não.

Por outro lado, se eu te disser que, para fazer um bolo de chocolate, você precisa de "3 ovos, 2 xícaras de farinha, 1 xícara de cacau em pó, 1 colher de chá de fermento, misturar tudo, colocar em uma forma untada com manteiga e levar ao forno pré-aquecido em baixa temperatura para assar por 45 minutos", é muito mais provável que você termine o dia com um bolo de chocolate feito. A receita do bolo é essa!

Na meditação, acontece algo muito semelhante! É comum ouvirmos falar sobre meditação como "uma sensação inigualável de calma", "se sentir totalmente integrado ao universo", "a vacuidade mental", "o estado de plenitude", "iluminação". Se você for um ser humano comum, como eu, muito raramente conseguirá reproduzir essas sensações apenas tendo ouvido a experiência de quem as vivenciou, pois elas são como o **gosto** do bolo. Esse jeito de falar se refere à descrição da percepção individual de uma vivência para a qual não temos vocabulário suficiente, por isso utilizamos metáforas e analogias. Falar de meditação dessa forma é falar sobre o **estado meditativo** e, honestamente, apesar de ser gostoso, não ajuda a experimentá-lo.

Por outro lado, quando falamos da meditação como uma **técnica**, é como conversar sobre a **receita do bolo**. Podemos ensinar, aprender e, a partir da execução e do treino, conseguimos vivenciar uma experiência que é única e individual – e que será descrita de maneira muito particular por cada pessoa. Por isso, ao longo deste livro, falarei muito pouco sobre estado meditativo, mas bastante sobre meditação como técnica. É por meio delas – as técnicas –, que podemos perceber o estado.

Antes de me ater às técnicas, convido você a fazer um breve passeio pela consciência e por seus possíveis contextos. Falar sobre consciência é uma missão quase impossível. São muitas definições, diferentes conceitos e uma única verdade: ninguém sabe ao certo o que ela é ou como ela funciona. Eu gosto da maneira de pensar do médico neurologista português António Damásio. Por trás dos seus óculos pequenos redondos, Damásio apresenta um conceito mais biológico e diz que "a consciência ocorre quando o conteúdo da mente – o que percebemos, recordamos, ponderamos – é 'identificado espontaneamente como pertencente a um dono específico': o próprio organismo, localizado em seu corpo". O neurocientista está nos explicando que "nos tornamos conscientes quando sabemos, sem qualquer questionamento, que o conteúdo de nossas mentes pertence a nossos respectivos corpos".[1]

Estamos habituados a dois estados naturais da consciência: o sono e a vigília. Estamos dormindo ou estamos acordados. Além desses estados de consciência "normais", fisiológicos, em que me percebo pertencente ao meu corpo, existem outros estados modificados de consciência que podem surgir a partir de desajustes químicos ou físicos do organismo. Durante a faculdade de Medicina, eu adorava a palavra "obnubilação", que se refere a quando estamos com uma certa diminuição da lucidez, com dificuldade de responder a estímulos do ambiente ou de outras pessoas, mas ainda acordados. Utilizamos as palavras torpor e coma conforme o **nível** de consciência vai se reduzindo mais. Podemos ter alteração também do **conteúdo** da consciência, como acontece nos quadros de delírio, alucinações e estados crepusculares. Todas essas variações patológicas da consciência podem ser causadas pelo uso de medicações e outras substâncias químicas lícitas ou ilícitas, como as drogas de uso recreativo. Também podem surgir em decorrência de doenças com componente físico (como tumores cerebrais) ou com componentes psíquicos (como a esquizofrenia).

Nesse campo de conhecimento, entretanto, nem tudo é "8 ou 80". Existe uma série de outros estados modificados, provocados de maneira voluntária, que não são patológicos, mas são diferentes do nosso estado habitual de consciência enquanto estamos acordados. Entre eles, há o estado meditativo, a hipnose, o transe místico-religioso, o estado de êxtase... O que a Ciência sabe hoje é que, nesses estados, parece haver uma mudança transitória do modo habitual de funcionamento do cérebro, o que leva a uma percepção diferente da consciência em comparação com a forma como ela ocorre na vida cotidiana.[2]

Meu primeiro professor de meditação, o médico Roberto Cardoso, costuma dizer que o estado meditativo é um estado de autopercepção não sensorial sem a participação da lógica.[3] Ou seja, é um estado de consciência em que a gente se percebe por dentro e por fora sem usar os nossos sentidos externos (audição, visão, tato, olfato) ou os nossos sentidos internos (a chamada interocepção – sentir o coração batendo, a respiração acontecendo, o estômago apertando quando estamos com fome). É também se perceber sem usar a cognição – no meu caso, sem me designar como a Regina, médica, escritora deste livro, tutora do Teo, filha apressada, esposa teimosinha. O estado meditativo é a simples observação, sem classificar, sem falar, sem utilizar as histórias que a mente geralmente conta sobre nós. Fazendo uma mistura dos conceitos de Cardoso e Damásio, o estado meditativo é perceber conteúdos mentais e experiências sensoriais ou corporais, todos pertencentes a um dono específico, que está além da simples constituição do corpo biológico.

Como já mencionei, apesar de ser uma delícia falar sobre bolo – ou melhor, sobre o estado modificado da consciência que ocorre na meditação –, ele não nos leva de fato a meditar. Então vamos falar sobre a receita! Quando ensina meditação, o monge budista Bhante Henepola Gunaratana costuma dizer que "meditação é uma palavra, e palavras são usadas de diferentes maneiras por diferentes pessoas". Meditação é um termo amplo, usado para uma quantidade bem grande de técnicas que podem ser bastante diferentes entre si. É como "exercício físico": natação, musculação e futebol são todos exercícios físicos. São atividades muito diferentes entre si, mas que são colocadas dentro de um mesmo conceito por terem algo em comum. Com a meditação também é assim: há ingredientes comuns que fazem com que uma prática possa ser chamada de meditação.

Eu adoraria ter inventado isso, mas quase tudo o que você lê neste livro não saiu da minha cabeça – com exceção de uma ou outra reflexão. Uso aqui o que aprendi com os meus professores, com os livros, com os artigos. A definição de meditação que vou te apresentar, por exemplo, foi escrita em 2004 pelo médico Roberto Cardoso, após ter experimentado muitas técnicas e observado pontos em comum entre elas. (Ele tem essa capacidade impressionante de conseguir reunir, analisar e compilar informações de uma maneira didática – seja com relação a um tema vasto, como a meditação, seja com as coisas mais banais do dia a dia, como figurinhas de celular!)

Tabela 1 Comparativo do que é e não é meditação.

O que não é meditação	O que é meditação
Esvaziar a mente	Uma técnica de desenvolvimento pessoal baseada no treino da atenção e na capacidade de contemplação
Produzir pensamentos positivos	Cultivo da habilidade de observar sem interferir, julgar ou analisar
Uma prática apenas vinculada a certas religiões	Uma metodologia que pode ser praticada no contexto laico
Uma fuga da realidade	A partir do treino da técnica, permite estar presente na realidade como ela é de fato

Segundo a definição operacional descrita pelo Roberto, para que uma atividade seja chamada de meditação, é necessário: (1) que tenha uma técnica específica, (2) que pelo menos em algum momento da prática essa técnica seja autoinduzida, (3) que ela tenha um artifício de autofocalização e (4) que leve a um relaxamento da lógica.[4] Quero me aprofundar junto com você, com calma, em cada um desses pontos.

Desde os tempos mais distantes, a meditação é uma atividade que tem como objetivo o desenvolvimento pessoal, para que a gente possa se familiarizar com o funcionamento da mente. Lembra? Isso acontece com a prática regular, preferencialmente diária, e, portanto, você precisa ter autonomia para praticar sozinho em qualquer lugar, com ou sem professor, com ou sem internet, com ou sem aplicativos de celular. Por isso, é fundamental que a técnica seja **autoinduzida**, que você aprende e depois é capaz de praticar sozinho.

Não basta sentar, fechar os olhos e esperar a mente ficar vazia. Isso não é meditação. É necessário ter uma **técnica específica**, claramente definida. Ter a receita do bolo: o que, como, por quanto tempo fazer. E fazer, é claro!

A técnica envolve um ponto para o qual direcionamos (quase) toda nossa atenção enquanto meditamos. Esse ponto é o artifício de **autofocalização**, que podemos chamar de **âncora**, não só para deixar mais agradável, mas também por sua função na meditação: manter-nos ancorados a um centro, um eixo de atenção.

Apesar de nem sempre o termo "âncora" estar presente quando entramos em contato com uma técnica de meditação, o ponto para o qual direcionamos a atenção sempre estará lá e é ele que muda de uma técnica para outra. Ou seja, o nome pode mudar, mas o conceito permanece. Algumas tradições utilizam técnicas com movimento, como o *Kinhin*, que é o meditar caminhando ensinado no Budismo. Envolve um passo lento e curto de cada vez, acompanhando a respiração, com a atenção voltada para o contato do pé com o solo. Há também técnicas realizadas com o corpo quieto, sentado, passivo, e o foco da atenção é um som. Na Meditação Cristã, a âncora é a repetição silenciosa do mantra *Maranatha*. Por fim, algumas técnicas utilizam âncoras mais sutis, como a meditação *Mindfulness*, cujo foco é perceber o momento presente.

No Capítulo 5, falarei com mais detalhes sobre os tipos de técnicas e âncoras, mas antes quero voltar para os ingredientes da meditação. Mencionei que há uma técnica definida, que envolve uma prática autoinduzida e que utiliza uma âncora. Faltou eu contar sobre o **relaxamento da lógica**. Ao longo do dia, enquanto estamos acordados, o que mais fazemos é utilizar as habilidades lógicas da mente: julgamos se algo é bom ou ruim, analisamos se devemos continuar com aquele projeto ou se abandonamos de vez, criticamos quem está ao nosso redor – e principalmente a nós mesmos. Vivemos em um mundo em que o pensamento lógico nos permite interagir com o meio e com as pessoas que nos cercam. A mente, maravilhosamente, nos permite reviver circunstâncias do passado e criar situações no futuro. É impressionante sua habilidade de nos transportar, em poucos segundos, de um pensamento para o outro, voltar, adiantar, pular para algo totalmente diferente e sem relação com o conteúdo original. A partir da mente, eu escrevo este livro, nós criamos novas possibilidades, imaginamos invenções que podem se tornar realidade, produzimos raciocínios complexos sobre temas importantes para a humanidade. Mas também é a partir dela que produzimos sofrimento, angústia, agitação e desconexão. Tudo isso envolve a lógica.

Por perceber tão intensamente o mundo a partir da perspectiva lógica da mente, deixamos de vivenciá-lo por meio dos outros sentidos disponíveis para nós. O treino da meditação nos permite experimentar esse relaxamento da lógica, que nas diferentes tradições é chamado de contemplação: observar o que acontece sem se envolver mentalmente. Parece complexo, mas é simples. Contemplar, ou relaxar a lógica, é pretender não criticar, não analisar, não julgar os conteúdos internos ou externos que surgirem durante a prática.⁵ É pretender não se envolver em sequências de pensamentos a partir de um pensamento espontâneo que irrompe naturalmente enquanto você medita.

Treinamos silenciar a conversa mental, a narrativa que o tempo todo nos acompanha e observar os pensamentos espontâneos que surgem, sem nos deixarmos carregar por eles. Se você já tentou meditar, deve ter passado por algo semelhante a isso: sentou, fechou os olhos, respirou fundo e, sem aviso, um pensamento surgiu: "Será que tranquei a porta?", "Devo ter trancado, eu sempre fecho.", "Se bem que semana passada eu esqueci.", "Mas também, minha cabeça estava tão cheia com aquela briga.", "Eu sou uma tonta mesmo, deveria ter falado x, y, z para aquela pessoa, não posso ficar levando desaforo assim quando estou certa.", "Ai, caramba! Esqueci de comprar papel higiênico! Assim que eu acabar de meditar, vou comprar e já comprar sardinha para fazer um macarrão no jantar também!". Me conta aqui, como é que a mente saiu da porta trancada para a sardinha do jantar? Eu respondo: tendo sido levada por uma sequência de pensamentos. Esse é um exemplo de como você pode ser carregado por seus pensamentos! Na meditação, o exercício consiste em notar o pensamento original – no nosso caso, "Será que tranquei a porta?", e não dar continuidade a ele.

Reforço: não falei em nenhum momento que meditar é parar de pensar ou suprimir os pensamentos. As pesquisas mostram que temos, em média, um pensamento espontâneo a cada 10 segundos.⁶,⁷ Esses pensamentos que surgem sem que a gente queira são involuntários, assim como os batimentos do coração e os movimentos do intestino. Eles são naturais, fazem parte do funcionamento normal do organismo e não conseguimos fazer com que eles parem de surgir. Por outro lado, podemos treinar para que, uma vez que um pensamento espontâneo "borbulhe" na mente, a gente não se envolva em uma sequência de outros pensamentos voluntários a partir dele. É isso que o treino da meditação nos permite.

Fazemos isso trazendo quase toda a atenção para a âncora, com a pretensão de não analisar, não criticar e não julgar os conteúdos internos ou externos que aparecerem. Assim, por alguns breves momentos, conseguimos não nos envolver em sequências de pensamentos. Dali a pouco, nos pegamos enredados em uma história, carregados por uma narrativa da mente, completamente distraídos da âncora. Observamos que isso aconteceu e retomamos a atenção na âncora. Quantas vezes forem necessárias durante a prática, repetiremos esse ciclo. Isso é meditar! Trazemos **quase** toda a atenção porque há uma pequena parte dela, a atenção executiva, que se mantém observando o envolvimento em sequências de pensamentos e nos "avisa" que nos distraímos, permitindo o redirecionamento do foco.

A âncora e o relaxamento da lógica nos ensinam a operacionalizar a meditação, a colocar o conceito em prática. Uma vez que entendemos como fazer isso, podemos aplicar esse "jeitão" a praticamente todos os tipos de técnica.

Então funciona assim: quando a gente senta para meditar, trazemos praticamente toda a nossa atenção para a âncora e, mantendo a atenção nela, reduzimos o envolvimento com as sequências de pensamentos. Adotamos uma atitude de não criticar, não julgar, não analisar, não criar expectativas e, assim, se instala o chamado relaxamento da lógica. Em pouco tempo, perdemos esse relaxamento e nos pegamos envolvidos em sequências de pensamentos, então a gente solta, larga, deixa ir embora e retorna a atenção para a âncora. Ficamos nesse *looping* ao longo de todo o tempo de prática. Meditar não é parar de pensar. Esses pensamentos espontâneos e muitas vezes meio bobos vão continuar aparecendo: "O que eu vou comer hoje?", "Esqueci de pagar a conta!", "Será que estou meditando mesmo?". É totalmente normal que isso aconteça! Mesmo quem é muito experiente na meditação continua tendo esses pensamentos. A intenção durante a meditação é não se envolver com esses pensamentos espontâneos, não ser carregado por uma sequência deles. É perceber que o pensamento veio e, então, soltar, largar, deixar ir embora e, com gentileza, voltar à âncora (Figura 1).

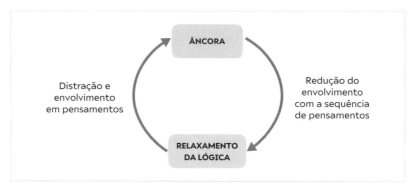

Figura 1 Como meditar.
Fonte: adaptada de Cardoso e Leite, 2007.[3]

Se você sair e voltar da âncora uma vez, cem vezes ou mil vezes durante a prática, ainda assim estará meditando! O que acontece quando você vai ganhando experiência é que cada vez você sai menos da âncora, porque diminui a velocidade com que os pensamentos espontâneos aparecem e sua atenção está mais treinada para permanecer em um ponto. Também com a prática você começa a perceber mais rápido que se distraiu e volta logo para a âncora.

Eu quero que você lembre sempre que a meditação é um treino da atenção. Como em todo treino, o começo é mais desafiador. Quanto mais regularidade temos na prática, menos esforço a gente precisa. Até que, em algum momento, aquilo se torna natural. O tempo para isso ocorrer não é do dia para a noite, e é muito individual, então não seja tão exigente com você mesmo.

O importante, quando você for meditar, é sempre se lembrar deste *looping*: trazer a atenção para a âncora, pretendendo não criticar, não analisar, não julgar e não se envolver nas sequências de pensamentos. Vai ser natural você se distrair e quando perceber que isso aconteceu, solte, largue, deixe ir embora a corrente de pensamentos e, gentilmente, volte para a âncora!

Na meditação, não criamos uma realidade mais agradável, tampouco projetamos uma condição de calma ou uma experiência de êxtase. Meditar é praticar uma técnica específica em que se utiliza uma âncora, um foco para o qual trazemos a atenção, com a finalidade de reduzir o envolvimento com os pensamentos, com as narrativas habituais que contamos, e, assim, fortalecer a capacidade de observar sem interferir. Esse procedimento pode levar a um estado modificado de consciência, um jeito diferente de observar o mundo e a nós mesmos, mais próximo da realidade.

No Capítulo 2, aprendemos que a atenção é intermitente e há razões biológicas para isso. Também vimos que a mente pode nos causar sofrimentos ou permitir maravilhas, por isso precisamos educá-la – assim como fazemos com as crianças –, para que seja possível uma transformação pessoal. Essa educação, o cultivo de uma mente mais tranquila e consciente da realidade, se inicia pelo treino da estabilidade da atenção, que acontece com o exercício de âncora proposto pela meditação.

5

Nem toda meditação é *Mindfulness*, nem todo *Mindfulness* é meditação

Era uma quarta-feira à noite e eu havia trabalhado no consultório o dia todo. Desde que comecei a me interessar por meditação, saí fazendo todos os cursos e aulas possíveis, lendo uma variedade enorme de livros e artigos científicos sobre o tema e, nesse dia, fui assistir a uma palestra.

A sala estava montada em formato de auditório semicircular, bastante cheia. Eram pessoas na casa dos 50-60 anos de idade, vestidas de forma discreta, com fala mais contida. Sentei em um canto, na extremidade direita, nas fileiras mais à frente. Logo de cara, notei a professora Lia Diskin sentada ali perto, com caderno e caneta em mãos. Eu já havia sido aluna dela e fiquei encantada ao ver que alguém com tantos anos de estudos e prática ainda exerce uma atitude de aprendiz com relação a um tema sobre o qual já tinha tanto conhecimento. Após alguns anos, entendi que o que os budistas chamam de "mente de principiante" é uma das posturas internas que desenvolvemos ao meditar, uma atitude curiosa sobre coisas que já conhecemos.

Entrou na sala um senhor calvo, com cabelos brancos apenas nas laterais da cabeça, óculos de armação fina, olhar bondoso e sorriso doce.

Aquela sensação de "avô fofinho" que a gente tem vontade de abraçar, sabe? Ele vestia uma túnica branca com a gola mais volumosa, segurava também um caderno e andava manso, assim como era sua fala.

Por cerca de uma hora, Dom Laurence Freeman conversou sobre ver as coisas como elas realmente são e não por meio da imaginação ou da projeção da mente. Disse que a meditação pode mudar o futuro, já que ele é uma criação da nossa imaginação e que, se pudermos aprender a enxergar o presente como ele é, sem filtros mentais – aquelas lentes pelas quais nos acostumamos a ver o mundo –, isso vai nos preparar para olhar o que vem pela frente com mais compaixão. Depois, abordou como os primeiros cristãos praticavam o que eles chamavam de "oração do coração" e ensinou uma bonita meditação utilizando um mantra.

O monge beneditino de roupas simples que estava bem ali na minha frente é um dos principais expoentes da Meditação Cristã nas últimas décadas, responsável por sua disseminação pelos quatro cantos do planeta. A prática que ele acabara de ensinar me lembrou de um curso que eu havia feito um ano antes, um tanto diferente dessa experiência. Era uma casa em um bairro "descolado" de São Paulo, cheia de jovens repletos de tatuagens, *piercings* e tapetes de Ioga diferentões. Todos estavam sentados no chão, quando entrou um cara com um corpo bastante definido, sentou-se com as pernas cruzadas uma em cima da outra, em bom estilo contorcionista, e falou sobre as maravilhas da mente e o poder do autoconhecimento. Lá pelas tantas, cada um dos alunos entrava em uma sala e recebia o seu mantra pessoal para meditar.

Nessa época, eu mantinha uma prática mais regular de Ioga do que mantenho hoje, com uma sequência de posturas que era sempre a mesma. Já me sentia bem íntima daqueles exercícios e fazia com atenção cada um deles, sem precisar pensar no que viria a seguir. Aquela sequência de *asanas* funcionava quase como um mantra. Ali, ouvindo Dom Laurence falar, me dei conta de algo que muito tempo depois li em um livro do psicólogo Cláudio Naranjo, chamado *Psicologia da Meditação*:

"Um aspecto comum a todos os tipos de meditação, inclusive a nível de procedimentos, é que todos consistem em deter-se em algo. [...] a importância de se deter em algo não está tanto no **algo**, mas no **deter-se**".

Talvez você já tenha ouvido falar sobre uma centena de tipos de meditação. Talvez já tenha até experimentado uma série delas. São muitos os tipos de práticas, que derivam de culturas e tradições diferentes. O que podemos perceber em comum entre elas é o que abordei no Capítulo 4: há sempre uma técnica e uma maneira de colocá-la em prática, o **deter-se** do Naranjo. O que muda entre as diversas meditações é exatamente o **algo**.

Algumas técnicas envolvem movimento – são aquelas que podemos chamar de técnicas ativas. Nos capítulos anteriores, falei sobre algumas delas, como o meditar caminhando do Budismo (Kinhin) e o Giro Sufi, prática da corrente mística e contemplativa do Islã. O conhecido Tai Chi Chuan, da tradição Taoísta, também é uma prática bastante conhecida que envolve movimento. Nesse grupo de técnicas, a âncora é o próprio movimento.

Vira e mexe, alguém me diz: "Regina, eu não consigo meditar sentada de olhos fechados, mas medito lavando louça!". Há uma enorme variação do tema meditar fazendo algo: caminhando na rua, correndo, nadando, pintando, arrumando o jardim, tricotando... Será que isso é realmente meditar?

Parte dessa confusão vem da ampla disseminação que ocorreu com o termo "*Mindfulness*". No final da década de 1970 e início dos anos 1980, Jon Kabat-Zinn, pesquisador de um centro de cuidados de dor crônica em Massachusetts, EUA, criou um programa baseado no uso de técnicas provenientes da Ioga e do Budismo com o objetivo de melhorar a qualidade vida dos pacientes. Dentro do programa, recomendava-se a prática diária de uma meditação baseada na tradição budista Theravada, com duração de cerca de 30-45 minutos, chamada *Satipatthana Vipassana*, que foi traduzida para o inglês como *Mindfulness Meditation*,[1] que em português seria algo como Meditação da Atenção Plena. O programa encorajava, além da prática formal da meditação, manter uma prática informal em que os participantes deveriam utilizar a qualidade de estarem plenamente presentes em qualquer atividade que fizessem ao longo do dia (comer, andar, ficar em pé).

Os resultados dos primeiros grupos do então chamado *Stress Reduction and Relaxation Program* (Programa de Relaxamento e Redução do Estresse), posteriormente denominado *Mindfulness-Based Stress Reduction* (Redução do Estresse Baseada em Atenção Plena), mostraram melhora de aspectos relacionados à dor crônica e também ao humor e à percepção de bem-estar dos pacientes. Além desses resultados animadores, outro fator que fez com que esse projeto tivesse tanto sucesso foi o fato de que Kabat-Zinn conseguiu aplicar práticas que antes eram exclusivamente relacionadas à tradições doutrinárias em um contexto laico, sem vínculo religioso. A estrutura organizada em forma de um protocolo também foi importante, pois facilita muito a replicação e o uso em pesquisa.

A partir do crescente número de estudos acadêmicos, o *Mindfulness* também ganhou a mídia popular. Em 2015, enquanto foram publicados pouco mais de mil artigos científicos sobre meditação, quase 35 mil matérias sobre o tema saíram em jornais e revistas não especializados.[2] Essa ampla divulgação foi, ao mesmo tempo, maravilhosa e penosa. Permitiu que muito mais pessoas entrassem em contato com as práticas contemplativas e se beneficiassem delas, entretanto gerou confusão com os conceitos propostos dentro do programa e das práticas contemplativas em geral.

Aqui cabe um grande parêntesis. Estar atento aos diversos momentos do nosso dia é fundamental para a saúde física, emocional e das nossas relações. Permite que a gente esteja mais consciente de nossas atitudes, que possamos escolher com mais responsabilidade nossas ações. É um exercício importante de presença. É uma prática informal de Atenção Plena, mas não é meditação como definido aqui neste livro por um simples detalhe: não há relaxamento da lógica, não exercemos a capacidade de contemplação, ou seja, não observamos sem interferir.

Lavar louça com presença permite que você observe a temperatura da água, sinta a textura dos pratos e da esponja, e faça a atividade com menos barulho e distração. Apesar disso, se houver relaxamento da lógica, é bem possível que você termine com uma enorme quantidade de utensílios que ficou com restos de comida grudados. Durante essa atividade, é preciso usar sua capacidade de análise e julgamento para identificar se a panela ficou realmente limpa antes de levá-la para o escorredor.

Isso vale também para uma caminhada. É ótimo estar presente, observando o entorno, sem deixar a mente divagar sobre os problemas do passado ou as preocupações do futuro. Esses dias, eu estava passeando com meu cachorro, com toda a minha atenção ali, não levei celular e não estava com a cabeça na agenda da semana seguinte. De repente, percebi algo diferente entre as plantas do muro. Um objeto verde como as plantas, com textura de mato, mas que era diferente. Me aproximei e vi, em meio ao paisagismo do prédio, um buquê de noiva! Na mesma hora meu pensamento viajou no tempo: "Será que alguém pegou o buquê na festa, voltou bêbado e deixou cair aqui?", "Será que teve briga e o casamento se desfez?",

"Acho que vou pegar para colocar no lixo, mas será que vai dar azar? Deixa para lá!". Alguns minutos de distração e o Teo já estava pronto para abocanhar o arranjo! Se eu estivesse distraída na caminhada, provavelmente nem teria notado essa coisa curiosa – Atenção Plena é maravilhosa. Por outro lado, se estivesse sem minhas capacidades de análise e crítica plenamente funcionantes, com a lógica relaxada, eu provavelmente deixaria o Teo pegar as flores e sair correndo para o meio da rua, correndo o risco de um final infeliz! Isso é caminhar com presença.

A meditação caminhando, por outro lado, é realizada em um ambiente controlado, em que não seja necessário desviar de buracos ou se preocupar com os carros. Os passos são lentos e curtos. Podemos até mesmo praticar de olhos fechados, se quisermos. A âncora consiste em trazer a atenção para a sola dos pés tocando o chão, sem se ater se o chão está quente ou frio, se o passo está maior ou menor. Cada vez que nos percebemos envolvidos em sequências de pensamentos – sim, eles irão surgir –, apenas retornamos a atenção gentilmente para o contato dos pés com o chão. Percebe a diferença da meditação caminhando e de caminhar com presença?

A prática formal da meditação requer essa qualidade de pretender não julgar, não analisar, não criticar. Requer se desprender dos conceitos mentais que trazemos conosco no cotidiano. Para isso, dedicamos um período do dia, em um ambiente controlado e seguro para treinarmos. No restante do dia, cultivamos a presença, a Atenção Plena, de maneira informal. Uma atividade melhora nossa capacidade para a outra. Práticas formal e informal são complementares, mas não são a mesma coisa.

Após este grande parêntesis, vamos voltar aos tipos de modalidades de meditação. As técnicas ativas, utilizando o movimento como âncora, são excelentes para quem se sente muito agitado ou ansioso. Algumas pessoas ficam desconfortáveis por permanecer muito tempo paradas, sendo essa também uma boa indicação. Kinhin e Tai Chi Chuan são bons exemplos.

Além dessas, temos também as técnicas passivas, aquelas em que mantemos o mínimo movimento possível do corpo, geralmente sentados. Quando pensamos em meditação, frequentemente é essa imagem que nos vem à cabeça. No Capítulo 4, vimos quais são os ingredientes para chamar um procedimento de meditação: (1) ter uma técnica específica, (2) que é autoinduzida, (3) que possua uma âncora e (4) relaxamento da lógica. Também expliquei que a maneira como meditamos é a mesma em todas as técnicas e o que muda de uma para a outra é o tipo de âncora utilizado. Nas técnicas ativas, a âncora é a atenção ao próprio movimento corporal; nas passivas, podemos distribuí-la em alguns subgrupos, de maneira pedagógica. Os estudos científicos fazem essa divisão das técnicas passivas em: atenção focada, monitoramento aberto e não duais.

Atenção focada é o grupo de técnicas cujo foco está centrado em um único objeto, como um som (palavra, mantra), uma imagem (símbolo, totem, mandala), uma função biológica (como a respiração) ou o próprio fluxo de pensamentos na mente. Esse grupo utiliza as redes neuronais vinculadas à atenção focada, que vimos no Capítulo 2. Avaliando as áreas cerebrais envolvidas nesse tipo de prática, a Neurociência identificou algumas regiões cerebrais que parecem estar mais ativas, como as áreas do controle cognitivo e da autorreflexão, localizadas no córtex pré-frontal dorsolateral posterior e cingulado anterior. Outras regiões ficam semidesativadas, incluindo o córtex cingulado posterior e o lóbulo parietal posteroinferior,[3] regiões que fazem parte da rede de modo padrão, aquela que nos leva na viagem mental entre passado e futuro. Nas técnicas que usam um som como âncora, regiões cerebrais da fala, como a área de Brocca, também ficam ativadas.

Monitoramento aberto, por sua vez, é o conjunto de técnicas em que a atenção ampla é utilizada, não mais observando-se um objeto único, mas percebendo todos os conteúdos que surgem, pensamentos, emoções, sensações corporais, sem se ater a nenhum deles. A técnica mais popular desse grupo é a Meditação *Mindfulness* e um outro exemplo bastante conhecido é a *Vipassana*. Nessas práticas, há maior ativação de regiões cerebrais como a ínsula, envolvida com a percepção do que acontece dentro do corpo – a interocepção – e áreas relacionadas com a regulação voluntária do pensamento e da ação, como córtex pré-frontal dorsolateral posterior, giro frontal anterior e córtex pré-motor.[3]

Por fim, as **técnicas não duais**, ou oceânicas, são aquelas em que a atenção se volta para a contemplação do vazio, da vacuidade, para a vastidão do espaço livre de qualquer manifestação, para a não conceitualização. Como você deve imaginar, são técnicas que demandam um pouco mais de intimidade com as disciplinas contemplativas e não é tão simples estudá-las cientificamente. Por conta disso, até o dia em que escrevo este capítulo, não me deparei com ampla literatura neurocientífica que as examinasse.

Nos últimos anos as técnicas de meditação baseadas em qualidades como a compaixão e a bondade amorosa vêm se popularizando. Essas práticas não são o meu foco de estudo principal e tenho pouca intimidade com elas, portanto não as abordarei por aqui. Eu poderia trazer conteúdos teóricos sobre essas modalidades, mas quando começamos o livro falei da importância da experiência da meditação em primeira pessoa, da prática diária mesmo. Então não seria coerente falar sobre algo que não pratico. Existem livros e professores muito bons sobre o assunto e se for um tema de seu interesse eu te encorajo a explorá-lo.

Tabela 1 Exemplos de técnicas de meditação

Técnica	Tipo de prática	Âncora	Procedência	Tipo de atenção
Kinhin	Ativa	Atenção ao contato dos pés com o chão	Budismo Tibetano	Focada
Shamatha	Passiva – atenção focada	Contagem de ciclos respiratórios	Budismo	Focada
Meditação Cristã	Passiva – atenção focada	Mantra Maranatha	Tradição Cristã	Focada
Mindfulness	Passiva – monitoramento aberto	Observação do momento presente	Laica	Ampla
Shunyata	Passiva – não dual	Observação da vacuidade	Budismo	Ampla
Meditação Transcedental	Passiva – atenção focada	Mantra pessoal	Laica	Focada
Vipassana	Passiva – monitoramento aberto	Observação das sensações corporais	Budismo Theravada | Laica (Goenka)	Ampla

Durante muito tempo, a meditação ficou restrita a pessoas que viviam uma vida monástica ou exclusivamente espiritual. Com a maior divulgação dessa prática para um amplo público, muitas técnicas que eram preparatórias para a meditação acabaram sendo denominadas como meditação. Técnicas de relaxamento guiado, visualização e respiração nem sempre são técnicas de meditação, mesmo que com certeza tragam muitos benefícios para a saúde. Gosto de ressaltar esse aspecto, pois quando lemos um artigo científico ou uma chamada nas redes sociais sobre meditação, não podemos esperar que aqueles efeitos aconteçam conosco se o que praticamos é uma técnica que não é meditação.

A criatividade humana não tem limites. Apesar da imensa quantidade de técnicas de meditação que são ensinadas há centenas de anos, é relativamente comum eu me deparar com alguma técnica nova inventada por fulano ou cicrano. Fico aqui refletindo comigo mesma: se já existem tantas técnicas aprimoradas por praticantes experientes há séculos, para que vamos utilizar uma técnica nova criada por fulaninho, não é mesmo?

Talvez você esteja pensando sobre qual técnica deve usar, já que há tantas possibilidades. (Quem sabe testar uma a cada dia?) Há um dito popular, indiano se não me engano, que diz que podemos cavar cinquenta buracos de 1 metro ou um buraco de 50 metros com o mesmo esforço, mas em um deles chegamos mais fundo. Isso também vale na meditação. Não considero inadequado testar algumas técnicas quando se está aprendendo a meditar, para sentir com qual delas você tem mais afinidade. Mas sugiro que quando iniciar uma, permaneça nela diariamente por algumas semanas ou meses. A repetição nos leva a aprendizados incríveis, não só por meio do fortalecimento de certas vias neuronais, mas também pela observação de nós mesmos a cada dia em que repetimos a técnica.

Por que meditar

6

Por dentro da meditação: o cérebro do meditador

Você já se sentiu tão maravilhado com um método que começou a achar que tudo se resolveria com sua utilização? Eu já me senti assim. Logo que comecei a enveredar pelo caminho das práticas complementares em saúde, fui apresentada ao Reiki, uma técnica de imposição de mãos que, de maneira bem simplificada, equilibra a energia vital. Viajei mais de trezentos quilômetros em direção a Varginha, Minas Gerais, para aprendê-la.

Ao voltar para a casa, comecei a aplicar Reiki em todas as oportunidades que tinha, inclusive no trabalho. Nessa época, parte das minhas atribuições como médica hematologista era coletar um exame chamado biópsia de medula óssea. Resumidamente, eu introduzia uma agulha de cerca de dez centímetros de comprimento no osso da bacia de uma pessoa deitada em posição fetal, com pouquíssima anestesia no local da inserção. A dor que esse exame provoca seria mais ou menos como bater o dedinho no canto da mesa e quebrar uma lasquinha do osso. Sentiu?

Eu achei uma boa ideia aplicar Reiki nas pessoas em que eu faria essa atrocidade, então comecei a deixar minha mão repousando cerca de cinco minutos no quadril do paciente enquanto batia um papo camarada. De fato, eles passaram a reclamar menos de dor. Eu me empolguei demais com essa maravilhosidade e contei, animada, para o meu pai. Imagine a cara cética do professor, pesquisador de átomos de cobre, PhD em física nuclear, ao ouvir sua filha falando sobre a energia que emanava de suas mãos?

Ele me fez algumas perguntas básicas: "Como você sabe que essa energia está saindo da sua mão?"; "Porque minha mão esquenta, pai!"; "Você mediu a temperatura? Colocou um termômetro na sua mão antes e depois? Mudou pelo menos 1°C?"; "Não, pai, mas o paciente reclamou menos."; "Então, minha filha, isso pode ser qualquer coisa. Pode ser porque ele está mais relaxado com a sua conversa, ou porque passou mais tempo e a anestesia fez mais efeito. Você não pode dizer que a melhora foi por causa do Reiki sem ter testado cientificamente.".

Desse dia em diante, eu entendi a importância de ter um olhar crítico sobre a Ciência em saúde. E essa se tornou uma das minhas inquietações ao iniciar os estudos e a prática da meditação. Afinal, o que isso faz dentro da minha mente e do meu corpo? Será que os benefícios que dizem por aí acontecem mesmo?

O campo das Ciências Contemplativas – área que investiga a meditação e outras práticas similares – é muito novo, com poucas décadas de estudos e metodologias ainda em desenvolvimento. Trata-se de um conhecimento em construção. Já existe um certo número de pesquisas publicadas, mas gosto de pensar no entendimento da fisiologia da meditação, aquilo que acontece dentro do nosso corpo quando meditamos, como um quebra-cabeças ainda sendo montado. Se fosse um quebra-cabeças de 3 mil peças, o que sabemos hoje seria um conjunto de trinta pecinhas. Pode ser que, quando eu acabar de escrever este livro, esse conjunto de peças que considerávamos como o céu da figura, na verdade seja o mar, e nesse caso tudo o que eu escrevi sobre meditação precisará ser revisto. Farei o meu melhor com o que há disponível hoje, mas já fica este alerta!

Nos Capítulos 2 e 3, expliquei que a atenção dos seres humanos é intermitente e pula muito facilmente de um estímulo para o outro. Há estudos que concluem que nossa capacidade de atenção é mais curta que a de um peixe dourado,[1] o que pode ser um pouco de exagero da Ciência. Seja como for, o fato é que atenção focada não é exatamente o forte da nossa espécie.

No Capítulo 4, mostrei que se medita usando uma técnica específica, trazendo a atenção para uma âncora e mantendo uma atitude de contemplação (observar sem analisar) para o que quer que surja na mente, no corpo ou no ambiente externo, como pensamentos, emoções, sensações corporais, barulhos.

Nos próximos parágrafos, talvez eu fale termos científicos demais para quem não gosta muito do assunto. Se for o seu caso, não se preocupe. Procurei resumir os conceitos principais do funcionamento do cérebro enquanto meditamos na Figura 1, mais adiante.

Vamos começar pela estrutura física. Um dos primeiros estudos de imagem avaliando o cérebro de meditadores, que acabou se tornando um clássico dentro da Ciência da Meditação, foi feito pela neurocientista Sara Lazar, na Escola Médica de Harvard, nos EUA. A pesquisa mostrou que os meditadores com muitos anos de prática tinham uma quantidade aumentada de massa cinzenta nas regiões sensoriais do cérebro, na ínsula e na região do córtex pré-frontal, área responsável pelas funções que chamamos de executivas, como a tomada de decisão e o raciocínio lógico.[2] Conforme envelhecemos, assim como os músculos e ossos perdem tecido, é natural que o cérebro também reduza de tamanho. O que a Sara encontrou mostrou algo interessante: que o cérebro de um praticante de meditação com 50 anos de idade tinha características estruturais similares ao de uma pessoa de 25 anos. Não se anime ainda. Esses praticantes de longo prazo têm mais de 10 mil horas de meditação no currículo!

Então vem a dúvida: será que o cérebro dessas pessoas já era diferente e isso as levou a persistirem na prática da meditação tornando-as praticantes experientes, ou é a meditação, de fato, que leva a essas mudanças na estrutura? Para responder a essa pergunta, Sara e sua equipe fizeram outro estudo com pessoas que nunca haviam meditado e avaliaram seu cérebro antes e oito semanas depois de uma prática regular de cerca de quarenta minutos de meditação por dia. Com essa pequena experiência, já foi possível perceber um aumento de regiões envolvidas no processamento de memória, na regulação emocional, na percepção sobre si mesmo e na tomada de decisões, além de uma diminuição da amígdala cerebral, responsável pela resposta de estresse e pela percepção do medo.[3]

Não vamos cometer uma heresia científica aqui. Esses estudos tinham poucos participantes, então há um grau de incerteza na interpretação dos dados, mas foi uma pesquisa promissora que permitiu que outras análises fossem realizadas. Ciência é assim mesmo: alguém faz uma hipótese, testa, encontra um resultado (animador ou não), entretanto é necessário que esse resultado seja replicado de maneira mais ampla para excluir um possível viés e se tornar uma verdade científica. O grupo do renomado pesquisador Richard J. Davidson, de quem sou fã e cujo trabalho inspirou grandemente a escrita deste livro, tem feito uma bela tarefa ao testar a validade das até então estabelecidas verdades científicas da meditação. Eles encontraram resultados bastante diferentes do estudo da Sara nessa empreitada.

Utilizando o mesmo método do estudo inicial, Davidson e sua equipe avaliaram um número maior de participantes, divididos em três grupos de cerca de 70 pessoas cada. Um primeiro grupo realizou oito semanas de treinamento em Atenção Plena com práticas de meditação; o segundo grupo era um controle ativo, que participava de encontros semanais com o mesmo tempo de duração do treinamento em Atenção Plena, entretanto era apenas realizada uma educação em saúde, sem prática de meditação; e o terceiro grupo era uma lista de espera em que nenhuma intervenção foi realizada. Nos três grupos, os pesquisadores avaliaram os efeitos da densidade da massa cinzenta antes e depois das intervenções.[4] Esse estudo, ao contrário do trabalho pioneiro da Sara, não encontrou aumento da quantidade de massa cinzenta nas regiões do hipocampo, córtex cingulado posterior, junção temporoparietal, cerebelo e tronco cerebral. Por outro lado, para os voluntários que seguiram uma prática diária de meditação superior a 22 minutos, houve redução do volume da amígdala cerebral. O fato de não ter havido extensa alteração na estrutura física do cérebro desses iniciantes não impediu que eles experimentassem uma série de benefícios no que se refere à percepção de si mesmos e de bem-estar.

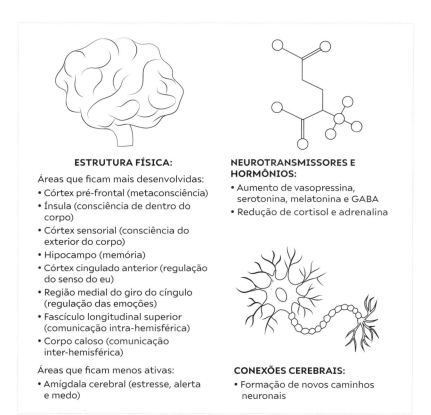

Figura 1 Efeitos da meditação no cérebro.

Apesar desses dados conflitantes sobre alterações estruturais em aprendizes de meditação, atualmente há bons indícios de que os cérebros dos praticantes experientes têm algumas áreas mais desenvolvidas. Esse efeito foi observado mais especificamente em oito regiões, incluindo áreas-chave para a metaconsciência (a consciência de que temos consciência), a consciência corporal (de dentro e de fora do corpo), a consolidação e a reconsolidação da memória, a regulação do senso do eu e das emoções e a comunicação entre áreas de um mesmo lado do cérebro e entre os dois lados dele.[5]

Esses achados se referem à estrutura física do sistema nervoso central, mas também, e principalmente, a meditação promove mudanças no seu modo de funcionamento. Há algumas décadas, cientistas norte-americanos descreveram um modelo do que se passa dentro de nossa cabeça nas meditações da modalidade atenção focada. Quando trazemos a atenção para um único foco e nos propomos a mantê-la nele, com a intenção de não nos envolvermos em sequências de pensamentos, algo interessante ocorre no cérebro.

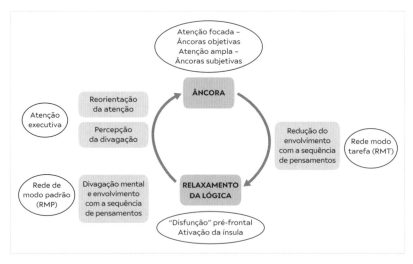

Figura 2 Comportamento da atenção e modificação da função cerebral durante a meditação.

Inicialmente, a atenção se sustenta por alguns segundos na âncora escolhida, promovendo ativação da rede de modo tarefa, também chamada de rede de atenção frontoparietal, que consiste no córtex pré-frontal dorsolateral e nas regiões parietais posterolaterais. É a função FOCAR, que apresentei no Capítulo 2.[6] Como somos meros peixes dourados, em poucos segundos nos distraímos e a mente vagueia por pensamentos e sensações totalmente desconectados do momento presente, em uma viagem mental pelo passado ou pelo futuro. *É a "mente macaco" dos budistas, lembra?* Nesse momento, encontra-se ativada a rede de modo padrão, composta por centros no córtex pré-frontal medial, no córtex cingulado posterior e nas regiões temporais laterais e parietais inferiores.[6] Dali a pouco, percebemos que nos distraímos, graças à atuação da rede de saliência, que é o conjunto de áreas cerebrais localizadas no córtex cingulado anterior e na ínsula anterior bilateral.[6] Esse grupo de neurônios está envolvido no processamento imediato das informações do momento presente e na detecção de estímulos relevantes – como reconhecer que a mente vagueou enquanto estamos meditando. É a função ADMINISTRAR, realizada pela atenção executiva, também apresentada no Capítulo 2. Quando constatamos essa divagação, podemos redirecionar a atenção para o foco da prática.

Âncora, distração, percepção e redirecionamento: este é um ciclo que se repete do início ao fim da prática de meditação. Assim caminha a humanidade meditativa! Conforme ganhamos músculos atencionais mais robustos, passamos a manter a atenção na âncora por períodos um pouco mais prolongados (não se engane, são apenas segundos) e percebemos mais rapidamente as distrações, redirecionando o foco.

Essa habilidade de atenção aprendida não fica restrita apenas ao momento da prática. Praticantes regulares de meditação também possuem uma maior capacidade de se manterem atentos a um foco escolhido quando não estão sentados em sua almofada.[7] Hoje em dia, depois de muitos anos sendo aprendiz de meditação, consigo perceber quando, apesar de estar de corpo presente, não estou realmente atenta ao que os meus amigos falam, ou quando começo a criar hipóteses sobre o diagnóstico do paciente durante uma consulta médica e perco a capacidade de ouvi-lo de fato.

Com essa alteração voluntária do funcionamento cerebral que acontece durante a meditação, uma mudança química se inicia no sistema nervoso central. Parece haver um aumento na liberação de algumas substâncias, como vasopressina, serotonina, melatonina e ácido gama-aminobutírico (GABA), e redução de outras, como cortisol e adrenalina (elementos relacionados com o estresse). Além disso, há uma mudança no ritmo de liberação das beta-endorfinas, opioides produzidos pelo próprio organismo que aumentam a sensação de alegria e euforia e reduzem a percepção do medo e da dor.[8]

A vasopressina, substância liberada pelo núcleo supraóptico, contribui para a manutenção geral das emoções positivas, melhora significativamente a consolidação de novas memórias e o aprendizado, além de reduzir a sensação de fadiga. Muitas vezes, eu já vivenciei essa sensação de me sentar bastante cansada para meditar e sair da prática revigorada, como se tivesse acabado de acordar de uma longa e gostosa noite de sono, em menos de vinte minutos.

Outro mensageiro importante entre os neurônios é a serotonina, responsável pela nossa percepção de bem-estar, bom humor e emoções positivas. Ela também informa as células para que liberem outras substâncias, como a dopamina, que nos traz a sensação de euforia, e a melatonina, responsável pelo sono.

Só para a gente não perder a perspectiva, temos apenas trinta pecinhas do quebra-cabeças montadas, lembra? Os estudos que apontam essas modificações de neurotransmissores ainda são pequenos, sem grupo de controle e com uma série de fatores de confusão. Então, parece que esse é o caminho, mas no final das contas o céu pode ser mar!

Essa neuroquímica, esse caldo biológico que se forma no cérebro do meditador não se limita à cabeça. Em todo o corpo, há uma modulação de hormônios, neurotransmissores e do sistema imunológico, que coloca o organismo sob uma forma de funcionamento mais equilibrada, conforme abordarei com mais detalhes nos próximos capítulos.

Um dos mecanismos amplamente conhecidos dos benefícios proporcionados pelas práticas contemplativas é a regulação do sistema nervoso autônomo, com redução do excesso da resposta simpática (de estresse) e aumento da resposta parassimpática (de relaxamento), como aparece no Capítulo 3. Relaxamento muscular, redução do ritmo respiratório, normalização do ritmo cardíaco e da pressão sanguínea e regulação da função imune e hormonal são expressões corporais desse equilíbrio. Parece tudo muito abstrato, mas podemos perceber essas mudanças acontecendo. Durante uma prática, notamos a boca ficando com mais saliva, as mãos e pés se aquecendo, as tensões musculares se desfazendo e, algumas vezes, a respiração ficando mais tranquila.

Em resumo, parafraseando meu professor Roberto Cardoso, a neurofisiologia da meditação consiste em uma alteração voluntária da função cerebral capaz de promover alteração da química cerebral, que por sua vez leva a alteração da química corporal e resulta em regulação da função corporal. Ou seja, os processos químicos do cérebro desencadeados pela prática da meditação levam a processos químicos no corpo, que equilibram o seu funcionamento.

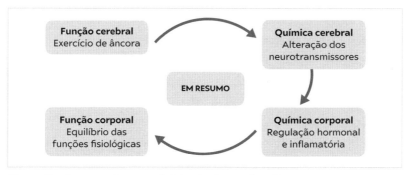

Figura 3 Resumo da neurofisiologia da meditação.

Costumo observar muitos paralelos entre o exercício físico e a meditação. Se olharmos a estrutura física de um fisiculturista e de um maratonista, os corpos são completamente diferentes, mas ambos estão envolvidos em atividades físicas de alta *performance*. Provavelmente, o mesmo acontece entre as centenas de práticas contemplativas conhecidas quando se trata da estrutura cerebral. Nesse campo, os estudos são ainda embrionários, mas já existem algumas pistas de que diferentes tipos de técnicas meditativas fortalecem ou enfraquecem as atividades de diferentes regiões cerebrais. É de se esperar que técnicas baseadas em mantras tornem mais robustos os grupos de neurônios envolvidos com a linguagem, enquanto modalidades de monitoramento aberto, como a meditação *Mindfulness*, atuem mais em regiões relacionadas com a percepção interna do corpo – a interocepção.[9]

Ao observarmos empiricamente os atletas olímpicos da meditação, pessoas que dedicam muitas horas do dia a esse tipo de exercício, como os monges budistas, cristãos ou professores não religiosos, percebemos que, independentemente do tipo de técnica utilizada, os resultados são bastante similares. Eles costumam ser pessoas mais compassivas, tranquilas, com uma genuína alegria e com grande capacidade de não caírem em julgamentos precipitados, dando a cada coisa a sua real importância. Suspeito que as diferentes práticas, embora atuem inicialmente de maneiras diversas nas regiões cerebrais, no final das contas são múltiplos caminhos para um mesmo destino: tornar a mente mais clara para a percepção da realidade.

Quando eu cursei a faculdade de Medicina, me ensinaram que as únicas células do corpo que não eram renovadas quando morriam eram os neurônios. Há algumas décadas, no entanto, já aprendemos que isso não é verdade. Algumas regiões cerebrais, como o hipocampo, têm, sim, essa capacidade de neurorregeneração. Essa descoberta, além de mostrar que ainda temos muito a aprender sobre o funcionamento do organismo humano, também permitiu que um novo conceito fosse criado: o da neuroplasticidade, capacidade do cérebro de se moldar a partir de experiências repetidas.

Ao mudarmos consistentemente o padrão de funcionamento cerebral, por meio da repetição de uma técnica de meditação, criamos novas interações entre diferentes regiões cerebrais. Conforme a tecnologia e a metodologia de pesquisa evoluem, mais peças serão colocadas no quebra-cabeças científico da meditação. Assim, desenvolvemos mais clareza de que os benefícios promovidos por esta prática não estão tão relacionados com as regiões cerebrais mais ou menos ativas, e sim com as novas conexões estabelecidas. São criados diferentes caminhos neuronais por meio dos quais a informação se propaga. Esse parece ser o principal ganho promovido pela meditação.

Meu pai tinha razão: os dados trazidos pela Ciência são muito importantes. Tão importante quanto eles é a experiência individual. Na meditação, Ciência sem prática é um dado vazio. Saber o que acontece no seu cérebro não basta! É preciso sentar-se na sua almofada e praticar como um cientista em primeira pessoa.

7

O corpo na meditação: imunidade, genes, coração e metabolismo

Um dia desses, encontrei uma foto de quando eu era veterana na faculdade e aproveitava a fama de estar no último ano do curso. (Parece que nos tornamos astros do cinema nessa fase!) Cada escola tinha sua fantasia representativa da turma. No nosso caso, usávamos avental e gorro de cozinheiro e carregávamos um frango de plástico nas mãos, representando os gloriosos estudantes da 38ª turma de formandos da Unicamp. Era muita festa e pouco sono!

Um detalhe chamou minha atenção na foto: eu tinha uma enorme ferida na parte superior dos lábios, parecendo uma couve-flor que se estendia até praticamente a entrada do nariz. Desde novinha, situações de estresse fazem brotar no meu rosto lesões causadas pelo vírus Herpes simplex, que ainda vive alojado em mim. A associação entre estresse psicológico e exacerbação da infecção herpética não é exclusividade minha e já está bem estabelecida no meio acadêmico.[1] Vivendo o último ano da faculdade, fatores de estresse não me faltavam: a prova para entrar na residência em hematologia e hemoterapia estava logo ali, noites e mais noites sem dormir festejando com os amigos e aquela alimentação de estudante, baseada em macarrão instantâneo e salsicha, com nutrientes próximos de zero e rica em corantes.

Não me surpreendi vendo as maravilhas que o colágeno fazia na pele jovem. O que mais me causou espanto foi perceber que desde que me tornei aprendiz de meditação o número de episódios de herpes que eu tenho a cada ano caiu significativamente. As lesões que saíam sem que a anterior ainda houvesse cicatrizado deram lugar a uma ou duas exacerbações por ano. Isso não aconteceu porque o estresse reduziu. Na época que se seguiu à minha formatura, a cifra de plantões que eu fazia aumentou de forma inversamente proporcional à quantidade de festas que eu frequentava, somando-se ao estresse financeiro de quem inicia sua vida adulta. É claro que você deve estar imaginando que há um enorme viés nessa informação e bem pouca evidência científica (desculpa, pai!), mas vou te contar ao longo deste capítulo que há uma base biológica para que a meditação possa ter contribuído para a melhora do meu sistema de defesa.

MEDITAÇÃO E SISTEMA IMUNOLÓGICO

Um dos primeiros estudos que chamou minha atenção nessa área mostrava que pessoas que haviam praticado meditação por oito semanas tinham uma melhor resposta à vacina contra o vírus da gripe do que aquelas com as mesmas características, mas que não haviam meditado.[2]

É fato que a sobrecarga psicológica piora o sistema de defesa.[3] Você já deve ter vivido aquele inferno astral e saiu dele gripado, no mínimo. O estresse prolongado, ao contrário do pontual, reduz a eficácia do sistema imunológico e desregula seu funcionamento,[4] então é de se esperar que, ao reverter o estresse, o sistema de defesa também melhore. Já expliquei que a meditação faz isso, mas você deve estar se perguntando se esse é o único mecanismo pelo qual ela é associada com a melhora da imunidade. Será que se, em vez de meditar, eu tivesse começado a fazer exercício físico, também aconteceria essa redução na quantidade de episódios de herpes que eu tinha nos lábios?

Quando se comparam oito semanas de meditação *Mindfulness* com o mesmo tempo de exercício físico de moderada intensidade, o risco de ter um resfriado cai em ambos os cenários em comparação com quem não fez nenhuma das intervenções, mas no grupo da meditação os sintomas são significativamente menos intensos do que no grupo do exercício físico.[5] Ou seja, se você é um praticante de meditação, a chance de um resfriado te derrubar na cama é menor. Quando a questão é meditação e imunidade, parece haver algo mais do que simplesmente um bom hábito de saúde.

É possível que, em alguns anos, novidades apareçam nessa área. Por enquanto, sabemos que a meditação pode aumentar o número e a função de uma parte do nosso time de defesa, os linfócitos T CD4, além de melhorar a capacidade do corpo de produzir anticorpos.[6] Se os linfócitos pudessem ser comparados a soldados em uma batalha, os anticorpos seriam as suas armas. E os benefícios não param no sistema de defesa: a inflamação também atua mais apropriadamente quando meditamos!

Eu gosto muito de assistir a documentários sobre exploração espacial e os enigmas do universo. Recentemente, me deparei com um sobre o telescópio que foi colocado em órbita no Natal de 2021, o James Webb. Após décadas de pesquisa e aprendizados a partir do seu antecessor, o Hubble, Webb foi lançado com tecnologia capaz de gerar imagens de galáxias mais distantes, nascidas há mais de 13 bilhões de anos, e com nitidez muito superior. Na Medicina, assim como na Astrofísica, quanto mais a tecnologia evolui, melhor entendemos como se dá o mistério do invisível.

Assim também acontece com o DNA humano. Há algumas décadas, passamos a conhecer como funcionam esses pequenos pedaços do organismo, os genes, e como eles são ligados ou desligados, a epigenética. O estresse é uma das causas de alteração da expressão do DNA. Por causar maior atividade de genes relacionados à inflamação crônica de baixo grau, ele aumenta os riscos do desenvolvimento de doenças cardiovasculares, distúrbios do metabolismo e doenças neuropsíquicas. Ele também desliga genes relacionados à atividade antiviral e de anticorpos, nos tornando mais suscetíveis a infecções por vírus como citomegalovírus, Epstein-Barr e também o Herpes simplex! A meditação, por sua vez, assim como outras práticas mente-corpo (tal qual a Ioga e o Tai Chi Chuan), promove uma regulação dos genes afetados pelo fator de transcrição chamado NF-κB, que pode ser entendida como a reversão da assinatura molecular dos efeitos do estresse crônico.[7] De maneira bastante simplificada, as práticas mente-corpo desligam os genes da inflamação e ligam os genes da defesa. Dei toda essa volta nas galáxias para contar que, sim, há uma explicação científica para o fato de eu ter menos herpes desde que comecei a meditar!

O NF-κB é um complexo de proteínas que funciona como um comando para desencadear ou frear a expressão de uma série de genes responsáveis pelo processo inflamatório no organismo.[8] Quando a atividade dele está desregulada, a capacidade de ligar e desligar os mecanismos genéticos que causam a inflamação se perde e esse processo acaba permitindo que doenças como a artrite reumatoide, doença inflamatória intestinal, aterosclerose e *diabetes mellitus* sejam desencadeadas.

O estudo do transcriptoma, esse "telescópio Webb da pesquisa genética", permitiu aos cientistas entender um pouco dos efeitos da meditação sobre o funcionamento dos genes. Talvez essa seja a chave para tantos os benefícios à saúde trazidos por ela. Aparentemente, mesmo em aprendizes novatos, a prática da meditação promove a normalização do funcionamento do NF-κB, reduzindo a expressão de genes ligados à resposta inflamatória e as vias relacionadas ao estresse. Assim, além de desligar genes que nos afetam de maneira negativa, também ativamos aqueles que resultam em boa saúde, como os associados à função mitocondrial (nossa fábrica de energia), à secreção de insulina (responsável pelo transporte de combustível para as células) e à manutenção dos telômeros (guardiões do DNA).[9]

Quando eu me levanto da almofada depois de meditar, mal dá tempo de ficar em pé e minha mente imediatamente volta para a confusão habitual, apesar de atualmente, durante a meditação, eu conseguir acalmar um pouco essas águas turbulentas. Com o sistema imunológico, acontece algo parecido, já que os efeitos são passageiros e circundam o momento da prática. Após muitos anos de experiência, esses efeitos vão se prolongando no tempo e acabam se tornando permanentes ao longo do dia. Mais uma vez: não se engane, é necessário se dedicar diariamente durante alguns bons anos até que isso aconteça. Você pode estar pensando "quanto tempo por dia preciso meditar para ter esses benefícios?". Vamos ver isso com calma mais adiante, mas a maioria das pesquisas foi realizada com algo em torno de 20-40 minutos por dia, por pelo menos oito semanas.

MEDITAÇÃO E DOENÇAS CRÔNICAS

Imagine um rádio tocando bem alto uma música que você detesta. Provavelmente, isso será tão incômodo que você vai fazer o possível para sair do ambiente. Agora pense em uma cena um pouco diferente: o rádio está tocando a mesma trilha detestável bem baixinho, de maneira que você quase não escuta, mas o modo de repetição está acionado. Isso não é suficiente para você sair correndo, mas é o bastante para ir te deixando irritado sem que você perceba a causa. Assim funciona a inflamação no organismo. Ela é útil e necessária quando aguda. E é intensa a ponto de livrar o corpo de ameaças, mas curta o suficiente para não causar danos – como aquele corte na perna que fica vermelho e dolorido, mas daqui a pouco cicatriza sozinho. Por outro lado, a microinflamação crônica é aquela condição sorrateira, que vai aos poucos comendo o corpo por dentro, aumentando o risco de doenças como o *diabetes mellitus*, o acidente vascular cerebral e as doenças cardiovasculares, como angina e infarto cardíaco.

Essas doenças são as principais causas de morte e perda da qualidade de vida atualmente, por isso há um grande interesse em reverter suas causas, de preferência com intervenções com poucos efeitos colaterais e custo baixo. A meditação parece se encaixar muito bem nessa categoria. Um grande estudo realizado com mais de 5.800 norte-americanos mostra isso. Ajustando fatores como idade, sexo, índice de massa corporal e duração do sono, as pessoas que meditavam tinham menor prevalência de colesterol alto, diabetes e doença cardiovascular. Podemos dizer, resumidamente, que a meditação está associada a uma menor presença de fatores de risco para doenças do coração.[10]

Os benefícios da meditação na cardiologia não se restringem, no entanto, a esses efeitos da redução da microinflamação. Em 2017, a American Heart Association (AHA), uma das maiores sociedades de cardiologia do mundo, publicou um documento com os motivos pelos quais a meditação pode ser utilizada para a redução do risco de ataques cardíacos em conjunto com outras medidas já bem estabelecidas, como alimentação e exercício físico.[11] Entre esses motivos estão os efeitos da prática na redução da pressão arterial. Apesar da enorme diversidade de tipos de técnicas utilizadas, das diferentes maneiras de medir a pressão, da influência do tempo de prática e de outras variáveis que dificultam uma replicação dos resultados (já mostrei a importância dessa ressalva quando abordei os estudos de imagem no cérebro do meditador), a meditação parece trazer resultados animadores na redução da hipertensão arterial, principalmente em pessoas que já utilizam remédios.[12]

Um dos prováveis mecanismos para essa melhora foi descrito pelo cardiologista Herbert Benson, um dos primeiros médicos a estudar cientificamente a meditação, como já contei em capítulos anteriores. Ele descobriu que uma das marcas da resposta de relaxamento é a liberação de óxido nítrico na corrente sanguínea.[13] Essa substância promove a regulação do tônus vascular, levando a um aumento do calibre dos vasos sanguíneos, o que pode causar a redução da pressão arterial observada durante a prática de meditação.

Outro importante fator relacionado ao aumento do risco cardiovascular é o tabagismo. Para se ter uma ideia, nos três anos subsequentes a 2020, o cigarro foi responsável pela morte de mais de 8 milhões de pessoas por ano no mundo, sendo que 1,3 milhão desses indivíduos eram fumantes passivos – não consumiam cigarro, mas conviviam de perto com alguém que o fazia.[14] É um número bem relevante, não acha? Uma série de estudos avalia o impacto da meditação como intervenção de apoio para quem quer parar de fumar. Um dos possíveis benefícios deve-se à alteração de algumas regiões cerebrais, como o córtex cingulado anterior, envolvido na habilidade de autocontrole.

Pessoas com tendência à adição, seja ao cigarro ou a outras substâncias, têm uma menor atividade do córtex cingulado anterior. Mesmo treinamentos curtos de meditação podem levar a um fortalecimento dessa região do sistema nervoso central, aumentando a capacidade de controlar os impulsos nesses indivíduos.[15] Tanto para o tabagismo quanto para outras questões, as pesquisas sobre meditação ainda precisam de ajustes. Falta de grupos de controle para comparação, falta de clareza no tipo de técnica utilizada e tempo de prática são apenas alguns dos motivos pelos quais os cientistas dizem que esses resultados parecem ser possíveis, mas ainda não batem o martelo de que a meditação é, de fato, eficiente na cessação do tabagismo.[16]

Sabemos que é comum pessoas que fumam aumentarem seu consumo de cigarros quando estão estressadas. Com a comida, tendemos a ter um comportamento semelhante. Talvez você esteja entre os 30% da população que comem menos quando se estressam, mas se você for como eu, está entre as sete em cada dez pessoas que usam a comida como automedicação para aliviar a tensão, a tristeza ou a sobrecarga emocional. Nós não só comemos mais, comemos pior! Quem tem a coragem de dizer que come brócolis quando está estressado? Comemos chocolate, batata frita e uma boa golada de refrigerante, porque esses alimentos altamente palatáveis liberam alguns opioides que acalmam o sistema de recompensa cerebral. Além disso, o estresse aumenta o cortisol, que gera resistência à insulina e à leptina, reduzindo a percepção dos sinais de saciedade e fazendo com que a gente precise comer mais para se sentir satisfeito.[17] É uma combinação perfeita para o aumento da gordura visceral. A famigerada pochete!

Os índices de obesidade triplicaram desde 1975.[18] O aumento do peso, além de estar relacionado ao desenvolvimento de alguns tipos de câncer, também é um importante fator de risco para doenças cardiovasculares e para o desenvolvimento de diabetes. Todas essas condições, como já mencionei, são permeadas por um ambiente corporal cronicamente inflamado. Nesse contexto, muitos estudos avaliam os impactos da meditação como ferramenta de apoio ao emagrecimento. A redução do índice de massa corporal não parece ser, no entanto, o efeito principal da meditação nessa população.[19] Condições crônicas como a obesidade e o diabetes causam grande sofrimento emocional e, apesar de efeitos biológicos como melhor controle glicêmico estarem presentes, o maior benefício da meditação para essas pessoas se dá nas esferas social e psíquica, pois promove maior adesão ao tratamento e a um estilo de vida mais saudável, melhora a aceitação da doença, reduz a percepção de estigma, reduz a ansiedade, melhora as habilidades de adaptação às adversidades e ainda melhora as relações interpessoais e a relação com o trabalho.[20]

Dito isso, ao refletir sobre a meditação para pessoas com algum tipo de doença crônica, fica fácil entender que os benefícios não estão apenas na reversão da causa da doença, mesmo que isso seja possível (como ocorre com as vias de inflamação). Em muitas situações, os danos a órgãos e tecidos já estão instalados e nem sempre irão retroceder, mesmo que possam parar de avançar. Soma-se a isso o fato de que a meditação proporciona uma separação entre as reações emocionais e as sensações físicas, o que permite uma habilidade melhor de lidar com os desafios, muda a percepção da doença e reduz seu impacto emocional, causando uma melhora significativa na qualidade de vida dessas pessoas.

Tabela 1 Efeitos da meditação no funcionamento do corpo

Sistema imunológico	Melhora da defesa, redução da microinflamação crônica, melhora dos sintomas de doenças autoimunes
Sistema cardiovascular	Redução da pressão arterial, apoio à cessação do tabagismo, redução do risco cardiovascular
Obesidade e doenças do metabolismo	Melhora da adesão ao tratamento, redução do estresse, melhora dos comportamentos de autocuidado
Alterações genéticas	Redução da expressão de genes inflamatórios, como o NF-κB, aumento da expressão de genes relacionados à produção de energia e à secreção de insulina, regulação de genes que reduzem o envelhecimento celular

8

Dor: evitando a segunda flecha

"Doutora, eu queria que você fosse um chaveirinho para eu te levar sempre comigo." Quando lembro da Bianca, essa frase me vem à cabeça. Sinto que, no fundo, o que ela queria mesmo era ter sempre a sensação de segurança e bem-estar que podia perceber quando praticávamos meditação. O que ela talvez não tenha notado na época é que essa sensação era produzida por ela mesma, e não por mim.

Bianca estava com 20 e poucos anos de idade. Em nosso primeiro encontro, ela veio agitada, os dedos não conseguiam repousar nem por poucos segundos. A bengala parecia deslocada nas mãos de uma menina cujo rosto não tinha rugas e cuja pele não tinha manchas. A dor no quadril, por outro lado, não permitia grandes movimentos sem o apoio.

Quimioterapia, cirurgia, radioterapia. Desde os 7 anos de idade, Bianca já havia passado por uma série de tratamentos para o câncer. Ela tinha uma alteração genética pouco comum que fazia com que seu corpo, de tempos em tempos, desenvolvesse um novo tumor. As dores na bacia, na perna, nos ombros e na alma eram resultado da doença, das intervenções e do cansaço de todo o processo.

A lista de remédios que ela tomava era bem extensa. Havia medicamentos mais fortes e mais fracos combinados para reduzir a dor física, outros para minimizar a ansiedade, alguns para pegar no sono. Nos períodos de quimio, entravam também o do enjoo, o protetor gástrico e um corticoide. A sensação que eu tinha era de que a Bianca estava tão frágil que a qualquer hora iria quebrar.

Em alguns momentos dos nossos encontros, a menina Bianca aparecia. Ela gostava de fazer amigurumi, se preocupava com a aparência, fazia questão de estar bonita para ir para a faculdade, cuidava do seu quarto como o templo de uma adolescente. Na maior parte do tempo, no entanto, era a ansiedade que ocupava todo o nosso espaço juntas. Também estavam lá a constante incerteza do que viria pela frente, as cicatrizes do passado muito presentes e a dor – essa experiência subjetiva composta por um infindável número de fatores.

Depois de alguns encontros experimentando técnicas de relaxamento, sugeri tentarmos a meditação. Sua primeira reação foi de recusa, já que se considerava muito ansiosa. Era exatamente por isso que eu queria mostrar essa técnica para ela. Pessoas que convivem todos os dias com a dor frequentemente se sentem ansiosas e deprimidas. É um círculo vicioso em que a dor aparece, o corpo tensiona, o pensamento acelera, o desânimo se instala e a sensação de desconforto aumenta, gerando mais dor.

A ansiedade pode causar um trio que reduz muito a qualidade de vida de quem convive com a dor: catastrofização, hipervigilância e evitação por medo.[1] Catastrofizar é ficar remoendo sobre o pior resultado possível, imaginando as dramáticas consequências que a dor poderá trazer, e se manter vivendo em um futuro terrível que ainda não chegou (e talvez nunca chegue). Se viver lá na frente é ruim, o presente não está melhor, pois a pessoa se torna constantemente alerta, aguardando o momento em que a dor começará para imediatamente se distrair dela. Essa hipervigilância tão comum em pessoas que sofreram grandes traumas também encontra morada nas pessoas ansiosas. Por fim, para não ter que sentir desconforto, os movimentos que causam dor passam a ser evitados, um medo de ficar nessa ou naquela posição toma conta. Assim se instala a chamada cinesiofobia, o medo do movimento.

O estado mental gerado pela dor já estava descrito nos ensinamentos de Buda. Em um texto chamado *Salatha Sutta*, o Budismo ensina que sentir dor é como receber duas flechadas: uma é a própria dor que sentimos e a segunda é o sofrimento emocional gerado por ela. No contexto dessa tradição, o bom praticante, apesar de não deixar de sentir a primeira flecha, pode não experimentar a segunda. E na Ciência contemporânea, nos deparamos com a constatação de que Buda estava certo!

Os estudos mostram que há duas vias principais de interpretação da dor. Uma dessas vias é a intensidade da dor, que geralmente é medida em uma escala de 0 (nenhuma dor) a 10 (a pior dor que se possa imaginar). Essa é a flecha física, a nocicepção. A segunda via, que é a flecha mental, é a percepção de desconforto emocional gerada pela dor, o quanto ela incomoda. Uma dor física extremamente intensa, muitas vezes nota 10, pode não gerar desconforto emocional, como ocorre com a dor das contrações do trabalho de parto que, em geral, vem acompanhada de alegria pelo nascimento. Uma massagem mais profunda pode ser dolorosa e prazerosa ao mesmo tempo. Por outro lado, conviver com uma dor de cabeça nota 3 que todos os dias aparece pode ser extremamente desconfortável, causando uma reação emocional desgastante.

Essa reação pode vir acompanhada de raiva, sensações de frustração, e incapacidade e isolamento. Esse é um conjunto potente para o desenvolvimento da depressão. Não só o comportamento, mas também uma série de mudanças bioquímicas são compartilhadas pela depressão e pela dor, ao ponto de atualmente utilizarmos uma série de medicações antidepressivas como parte do tratamento de quadros dolorosos crônicos.

Bianca resistiu por alguns encontros, mas acabou topando tentar meditar. Como diz meu professor Roberto Cardoso, a gente medita como vive – e com ela não foi diferente. Por conta de tantos cuidados que precisou ter com seu corpo ao longo da vida, Bianca era extremamente perfeccionista em tudo o que fazia. Queria fazer certo. Queria meditar corretamente, ficar na âncora 100% do tempo, não se envolver em sequências de pensamentos nenhuma vez. Foi preciso fazer um processo de resgate da gentileza e da autocompaixão que nos acompanhou por todo nosso trabalho juntas.

Um dia, a Bianca chegou sem a sua bengala! A dor havia melhorado, ela tinha conseguido iniciar a fisioterapia e já não tinha tanto medo de se movimentar. Outro dia, saiu sozinha para comprar materiais de crochê. Desde que a conheci, ela não saía sem companhia, insegura de não conseguir dar conta do mundo. Um tempo depois, chegou maquiada e com uma peruca bonita. A cada encontro, ela se transformava um pouco. Apesar de ainda sentir dor – uns dias mais intensa, outros menos –, sua relação com a dor mudou.

É exatamente isso que a Neurociência vem mostrando sobre a meditação: ela faz uma desconexão funcional entre as áreas cerebrais que processam a dor física e aquelas que percebem o desconforto emocional causado por ela. Mesmo que ainda esteja presente, a dor incomoda menos.

Há também um aspecto físico envolvido. Ao praticar meditação, a mensagem que enviamos ao cérebro é de que saímos da ameaça (causada pela dor, por exemplo) e estamos seguros. Isso estimula a resposta de relaxamento, causando um aumento do tônus da via parassimpática do sistema nervoso autônomo que promove redução da tensão muscular, muitas vezes presente para compensar a dor. Há também a liberação de óxido nítrico que permite maior fluxo de sangue para as áreas acometidas, o que leva a melhora da oxigenação e da regulação do sistema inflamatório, com redução da liberação de substâncias como as citocinas inflamatórias, que poderiam perpetuar o desconforto. Essas modificações são capazes de causar redução da intensidade física da dor.

Um dos grupos de medicamentos analgésicos mais potentes é o dos opioides, como a morfina. Eles são tão eficientes que, em algumas pessoas, podem causar dependência e em outras, medo. O organismo produz naturalmente substâncias com esse potencial de analgesia por meio do chamado sistema opioide endógeno. Muitos dos tratamentos considerados placebo atuam na ativação desse processo, com a liberação de opioides produzidos pelo próprio organismo contribuindo para o alívio da dor. Por mais estranho que possa parecer, já houve até cirurgia para testar a eficácia do efeito placebo! Os pesquisadores levavam o paciente com dores no joelho para o centro cirúrgico, faziam a anestesia, cortavam a pele e fechavam, sem ter feito nenhuma intervenção. Quando os resultados eram comparados aos indivíduos realmente submetidos à operação, a melhora era praticamente a mesma.[2]

Desde que Jon Kabat-Zinn iniciou seus estudos sobre os efeitos da meditação *Mindfulness* em pessoas com dor crônica, tendo mostrado uma redução de 50% na percepção da dor e melhora da qualidade de vida,[3] a aposta de que o efeito placebo era um dos principais componentes da melhora estava na mesa. Essa ideia era reforçada pelo fato de que algumas terapias integrativas muito comuns, como acupuntura, hipnose, oração e as próprias pílulas de placebo, atuam no sistema opioide endógeno para promover parte dos seus resultados. Esse efeito das terapias integrativas se confirmou quando pesquisadores utilizaram um composto chamado naloxona, que é um bloqueador dos efeitos dos opioides (tanto os endógenos quanto aqueles fabricados na indústria farmacêutica), e perceberam que havia perda do efeito analgésico dessas intervenções.

Em 2016, os pesquisadores do laboratório de estudos da dor do neurocientista Fadel Zeidan fizeram um engenhoso estudo que derrubou a ideia de que a via de ação da meditação era o efeito placebo.[4] Fadel é nascido no Oriente Médio e, após migrar para os EUA, sentiu-se deslocado por questões culturais. Na busca por lidar com a dor de se sentir um estranho fora do ninho, aprendeu a meditar e acabou fazendo dessa prática seu campo de investigação científica. Ele é um dos maiores pesquisadores sobre os efeitos da meditação no tratamento da dor – seja ela física, emocional ou social. Nesse estudo, os colaboradores de Fadel dividiram em dois grupos 95 pessoas que nunca haviam meditado. A um desses grupos ensinaram a meditação *Mindfulness* e ao outro, o grupo controle, foi dada a orientação de apenas fechar os olhos e relaxar durante o experimento. Aplicou-se, então, um estímulo doloroso provocado pelo aumento da temperatura na pele. Os pesquisadores mediram a intensidade da dor e o desconforto causado por ela durante a injeção de salina e de naloxona em ambos os grupos enquanto as pessoas faziam meditação ou apenas relaxamento. No grupo da meditação, houve redução significativa da intensidade da dor e do desconforto e isso se manteve inalterado durante a injeção tanto da salina quanto da naloxona. O que impressionou os pesquisadores, no entanto, foi que o grupo controle, sem meditação, exibiu um significativo aumento nas classificações de intensidade de dor e desconforto durante o período de infusão da naloxona em comparação com o repouso. Ou seja, a meditação permanece funcionando para o controle da dor mesmo quando o sistema opioide está bloqueado, dando pistas de que a melhora da dor proporcionada por essa prática não está apenas relacionada com o efeito placebo.

As percepções da intensidade física da dor e do desconforto emocional por ela causado se relacionam, respectivamente, às esferas da atenção e da emoção. Assim, quando fortalecemos a capacidade de redirecionar a atenção para um estímulo diferente do doloroso, é possível haver uma diminuição da intensidade de dor percebida. O estado de humor, por sua vez, influencia a maneira como percebemos emocionalmente a dor, mas não interfere tanto na percepção da intensidade. É por isso que, nos dias em que estamos de bom humor, nos incomodamos menos com a dor, e naqueles dias tenebrosos, de humor raivoso ou entristecido, pequenos impulsos de dor se amplificam e são interpretados como um grande desconforto.[5]

A meditação, como já discutido, requer um treino da atenção, o que pode contribuir para a redução da percepção da intensidade da dor. Mas a prática não é como um remédio, que a gente toma apenas quando a dor aparece. Com uma sensação de dor muito intensa ou aguda, dificilmente conseguimos manter a atenção na âncora ou estimular o relaxamento da lógica. No momento agudo ou intenso da dor, o corpo se prepara para lidar com o perigo, o estresse aumenta de volume e temos adrenalina literalmente correndo pelas veias. A não ser que você seja o Dalai Lama – e talvez nem ele –, acho difícil que você consiga meditar no meio de uma cólica de rim!

Por outro lado, quando sentimos dores crônicas menos intensas, é possível meditar, sim. Cultivar uma observação das emoções que surgem no momento da dor, notar o impulso de logo querer se livrar dela, mudando de posição ou correndo para um remédio, são recursos potentes para quem convive com a experiência dolorosa. É aqui que entra o efeito emocional da meditação, a "segunda flecha" (mental) a que Buda se referiu.

Quando sentimos dor, há um caminho ascendente pelo qual o estímulo sobe do corpo para o cérebro, passando por uma estrutura chamada tálamo. Ele funciona como um portão que recebe a informação proveniente do corpo e repassa para as áreas cerebrais que a interpretam. Feita essa análise, o cérebro decide o significado da mensagem e gera uma narrativa que é repassada para outras áreas do sistema nervoso, promovendo uma ação no organismo todo. Essa é a via descendente da dor. Sem perceber, você já passou por isso. Imagino que você já ficou muitas horas sentado no trabalho e dali a pouco teve uma pontada nas costas. Esse estímulo físico chegou ao tálamo, foi repassado para áreas de análise cerebral, como a ínsula, o córtex pré-frontal e o córtex cingulado anterior, você pensou "meu Deus, estou ficando velho mesmo!" e se mexeu um pouco na cadeira. Estímulo, análise, narrativa e ação. O que as pesquisas mais recentes vêm mostrando é que parte da atuação da meditação no controle da dor se dá por ela reduzir a atividade do tálamo, "fechando o portão" do estímulo ascendente da dor.[6]

Um outro mecanismo proposto para a modificação da interpretação da experiência dolorosa está relacionado com a atividade de outra região cerebral chamada pré-cúneo, área que faz parte da rede de modo padrão e é responsável pelo processo autorreferencial. É nessa região que processamos o senso de sermos nós mesmos e nossa relação com o próprio corpo. A partir da atividade dessa rede construímos a narrativa de quem somos e como nos relacionamos com o mundo. É nessa região que integramos o corpo com o senso de si mesmo. Durante a meditação, ocorre uma redução da comunicação entre tálamo e pré-cúneo, o que causa um desengajamento da avaliação autorreferencial dos estímulos nociceptivos. Quanto maior é a dissociação entre o tálamo e o pré-cúneo, maior é a redução da dor promovida pela técnica.[7] Isso significa, no final das contas, que a meditação muda a maneira como nos percebemos e a interpretação que atribuímos ao estímulo de dor. Apesar de não necessariamente haver redução da intensidade física da dor, esse mecanismo faz com que o desconforto emocional causado por ela seja reduzido.

É como se a meditação provocasse o "desacoplamento funcional" das regiões cerebrais que registram a dor.[8] Assim, embora a sensação física da dor aconteça, a sensação de desconforto e a reação emocional que ela provoca não são tão intensas e isso é o que realmente impacta as pessoas que convivem com a dor crônica, pois a experiência dolorosa é modificada.

Foi o que aconteceu com a Bianca não apenas com relação à dor física, mas a toda sua vivência com o câncer. Ela pôde sentir e aprender o que o filósofo e psicólogo William James colocou em palavras já no início do século XX, centenas de anos após essas constatações já estarem presentes nas tradições contemplativas como a Ioga e o Budismo: "O maior conhecimento de nosso tempo é o conhecimento de que os seres humanos, ao mudarem as atitudes interiores de sua mente, podem transformar os aspectos exteriores de sua vida".

9

Câncer: uma experiência contemplativa?

Todas as semanas, nos sentávamos em uma sala improvisada, no meio de um corredor de passagem. O grupo tinha professora, funcionária pública, tradutor literário, publicitária e aposentado. Alguns de cabelos brancos, outros de cabelos bem curtos que cresciam em formato diferente de como costumava ser e muitas carecas lisas.

O que comer para reduzir o enjoo, como fazer para o cabelo crescer mais rápido e estratégias para diminuir a ansiedade no momento de colocar a agulha no cateter eram conversas frequentes antes da prática. O que fazer antes de morrer, qual o sentido da vida, o que ainda não falei para a minha mãe e que delícia é poder respirar um pouquinho sem pensar na doença eram os assuntos ao final.

Assim era o primeiro grupo de meditação que eu facilitei. Em uma clínica focada no atendimento de pessoas em tratamento de câncer e com o sino tibetano levado pelo Seu Fernando. Questões das mais corriqueiras às mais filosóficas permeavam nossa prática.

Lembro-me de uma moça me dizer que receber o diagnóstico da doença foi como "tomar um caldo" da vida. Saber que você está com uma condição que ameaça a continuidade da sua existência é uma das situações mais pronunciadas de estresse que podem existir! Incerteza sobre o que vem pela frente, sintomas físicos da doença e do próprio tratamento e uma série aparentemente infindável de exames e procedimentos fazem com que a pessoa não tenha muita previsibilidade de sua própria agenda. Ainda por cima, trazem uma percepção de que ela controla pouco – ou quase nada – do que acontece em seu corpo. Você perde o rumo, engole um pouco de água, sofre um tanto, mas é possível retomar a direção.

Nessa onda, a meditação pode ser um suporte para o alívio de uma série de sintomas. No Capítulo 8, contei um pouco da história da Bianca e da melhora da sua dor após algum tempo de prática contemplativa. Ao longo de todo o caminho de pessoas diagnosticadas com câncer, ela é mais comum do que costumamos imaginar.[1] Mais da metade dos pacientes sentem dores ao longo do tratamento, com um em cada três deles considerando a intensidade desse sintoma como moderada a forte. Ao término dessa jornada, a situação melhora, mas só um pouco, já que cerca de 40% persistem com desconfortos por longos períodos.

Meditação não é medicação. Como vimos no Capítulo 8, se você não faz uma prática regular, tentar meditar no momento da dor provavelmente não vai funcionar. O treino da atenção tem efeitos mais "homeopáticos": é necessário um pouco todo dia. As terapias mente-corpo, como meditação e Ioga, podem promover redução de substâncias inflamatórias e relaxamento de tensões musculares que intensificam o quadro de dor, mas ainda são necessários mais estudos nesse sentido para a dor oncológica.[2] Nesses casos, o benefício parece vir menos por reduzir a sensação da intensidade e muito mais por mudar a relação da pessoa com a dor, tornando o componente emocional menos desagradável.

Samira chegou à sua primeira consulta comigo angustiada com as ondas de calor relacionadas ao tratamento de câncer de mama.

Para uma menina de 30 e poucos anos de idade, recém-casada, aquela me parecia apenas a gota d'água, mas para ela, não. Aquele era o seu maior problema! O cabelo já estava crescidinho, a doença sob controle, mas a cada vez que um calorão surgia, em sua cabeça aparecia o medo de a doença voltar e o desespero de ficar mais dez anos sentindo esses fogachos. Um lembrete rotineiro de que o câncer esteve, e talvez ainda estivesse, por ali. A quentura sumia em não mais que dois minutos, mas a ansiedade se instalava por horas. Fomos juntas praticando a sequência de soltar, largar, deixar o pensamento ir embora e voltar persistentemente para a observação da respiração. Após algumas semanas, Samira percebeu que seu maior incômodo não era o aumento da temperatura corporal em si, mas a avalanche de pensamentos que ele trazia e, aos poucos, a meditação a ajudou a entender que pensamentos não são, necessariamente, a realidade. O que a Ciência mostra hoje é justamente que o número de ondas de calor não é afetado pela meditação (nem em mulheres que naturalmente entraram na menopausa, tampouco nas que menopausaram em decorrência de um tratamento),[3] mas, como eu venho mostrando ao longo deste livro, é a relação da pessoa com o sintoma que muda e isso tem impacto sobre inúmeras outras variáveis. No caso da Samira, a ansiedade diminuiu e o sono foi melhorando.

Dormir também não é fácil para quem está nesta jornada. Noventa e cinco por cento das pessoas relatam algum tipo de distúrbio do sono após o diagnóstico de câncer, durante o tratamento e até dez anos após o seu término.[4] As causas são muitas: estresse, ansiedade, dor e efeitos colaterais do próprio tratamento.

Em 2021, pesquisadores coreanos publicaram um resumo dos estudos já realizados até então avaliando os benefícios dos programas baseados em *Mindfulness* para alívio do estresse, mostrando que há uma melhora da qualidade do sono nos pacientes oncológicos que participaram desses programas.[5]

Para as pessoas que passam pelo desafio do câncer, os sintomas costumam vir em pacotinhos. Como se fossem um *cluster*, funcionam em rede, trabalhando conectados. Assim acontece com a ansiedade, o sono e a fadiga. A ansiedade dificulta um descanso reparador, a falta de sono aumenta a percepção de fadiga (muito comum em pacientes oncológicos) e a fadiga gera mais ansiedade por causa da dificuldade de fazer o que se gostaria. Ao longo dos últimos anos, felizmente, muitos estudos vêm mostrando que a meditação pode melhorar a fadiga relacionada ao câncer.[6-8] As causas podem ser muitas: melhora da qualidade do sono, redução de substâncias inflamatórias na circulação, redução da ansiedade ou, mais uma vez, a mudança na percepção que a pessoa tem sobre a fadiga, o que minimiza seus impactos afetivos.

Em nosso grupo de meditação, a Branca chegava sempre com os olhos sorrindo, com seus óculos de armação fina de metal, e usava e abusava dos lenços coloridos nas mais charmosas e diferentes amarrações. Entre todas as preocupações sobre o tratamento, era natural de seu jeito doce manter-se com o pensamento positivo, mas uma pulguinha não saía de trás de sua orelha: como continuaria a ensinar as suas crianças na escola se a memória não segurava nem a lista de compras do supermercado? É uma inquietação válida, já que 35-60% das mulheres com câncer de mama sofrem alguma alteração cognitiva decorrente da quimioterapia.[9] O "cérebro da quimio" ("*chemo brain*", em inglês) fica um tanto nublado, como se estivesse coberto por uma bruma que afeta os processos cognitivos gerais, com problemas de memória, falta de concentração, dificuldades de atenção e velocidade de processamento de informações reduzida.[10] Um estudo com sessenta mulheres avaliou o impacto da meditação *Mindfulness* sobre a memória após o tratamento do câncer de mama. Ele mostrou que o fortalecimento da atenção promovido pela meditação pode ser um recurso bem-vindo para minimizar a alteração de memória sofrida por essas mulheres.[9]

Aquela paciente que me contou sobre o "caldo" que tomou ao receber o diagnóstico de câncer também me disse que a volta da doença foi como um tsunâmi. Para ela, parecia não haver nenhuma possibilidade de sair da situação. Ela não sabia onde estava o fundo, tampouco sabia para qual lado ficava a superfície. Nesse contexto, meditar pode funcionar como uma boia que ajuda a encontrar o centro e tomar um fôlego em meio a tanta agitação emocional.

Uma das áreas mais estudadas sobre os benefícios clínicos da meditação é exatamente a oncologia, principalmente as mulheres com câncer de mama. A partir de tudo que já li até o dia em que escrevo este livro e dos pacientes que já acompanhei, tenho uma certeza: a meditação melhora muito a percepção que essas pessoas têm sobre a sua qualidade de vida durante e após o tratamento. Não é à toa que uma das maiores sociedades médicas oncológicas, a American Society for Clinical Oncology (ASCO) publicou uma diretriz em que afirma que a meditação é recomendada no tratamento do câncer para reduzir a ansiedade e a depressão e aumentar a qualidade de vida dos pacientes.[11]

A Marcela era outra assídua na turma da clínica. Tinha 30 e poucos anos, o rosto com traços delicados muito bonitos, uma vivacidade na alma e um câncer de mama triplo negativo avançado, já com metástase, após muitas linhas de tratamento. Ela tinha cabelos curtinhos, que cresceram encaracolados após a última quimioterapia, mas não havia nada de enrolado na percepção sobre a brevidade que sua vida tinha naquele momento. Nos primeiros encontros, Marcela tinha dificuldade de manter os olhos fechados por mais que cinco minutos e o corpo também não encontrava repouso no silêncio.

Com o passar das semanas, ela foi se aquietando e nos contou que sentia uma grande angústia ao colocar a proteção necessária para fazer a radioterapia que tratava a metástase no seu cérebro. Era uma máscara grande, que na percepção dela se parecia com a do Leonardo DiCaprio no filme *O Homem da Máscara de Ferro*.

Marcela dizia que a única maneira de conseguir passar pelo tratamento era fechar os olhos ao vestir a máscara e praticar meditação. A ansiedade aparece sorrateiramente em muitos pacientes oncológicos. Pode vir sob a forma de ânsia por viver, medo de morrer, vontade de estar em qualquer outro lugar que não aquele corpo adoecido... Muitas vezes, vem de braços dados com a sua companheira depressão. A dupla ansiedade-depressão, como mostrei há pouco, é aquela para a qual há evidência mais robusta do benefício da meditação na jornada do câncer. É por isso que as maiores sociedades de oncologia ao redor do mundo recomendam que a prática seja oferecida como opção para controle desses sintomas, tanto durante quanto após o tratamento (Figura 1).[12]

Após alguns meses, Marcela começou a trazer sua mãe para nossos encontros. Marcela disse que estava confortável com o fim da vida, mas não sabia muito bem como falar sobre isso com sua mãe, porque ela não estava conseguindo lidar com o mesmo equilíbrio. Por muitas vezes, me peguei imaginando como eu estaria se estivesse passando por algo parecido com o que a Marcela vivia e confesso que até hoje esses pensamentos me rondam – sem nenhuma conclusão. Em alguma das muitas aulas que assisti, me recordo de o professor dizer que a meditação é um treino diário para a morte. Não há como questionar que vamos morrer, mas talvez seja algo para o qual possamos nos preparar e escolher se iremos resistir em agonia ou nos entregar em uma expiração tranquila e silenciosa. Há belos trabalhos de meditação para pacientes em cuidados finais de vida e seus amados, como o de Frank Ostaseski e Joan Halifax, que valem a pena conhecer se esse for um tema do seu interesse. Para mim, esse ainda é um ponto sensível no qual não consegui mergulhar com profundidade.

A mãe da Marcela nos acompanhou por um tempo e vivemos momentos de extrema beleza em que, após as práticas, ela compartilhava a admiração que tinha pela coragem da filha e a sua

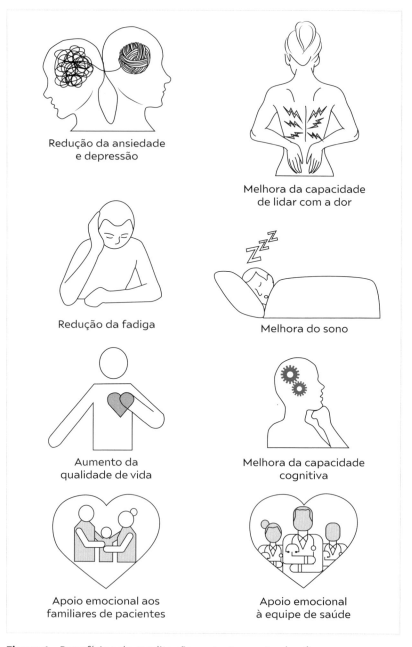

Figura 1 Benefícios da meditação no tratamento do câncer.

fragilidade por sentir que não poderia protegê-la. Esses eram momentos em que nos uníamos no silêncio, já que as palavras não cabiam mais.

Sentar-me diariamente com a intenção de silenciar, embora nem sempre as várias vozes que convivem comigo permitam, me ensina a perceber com mais facilidade os momentos em que me distancio do paciente à minha frente e entro em elucubrações mentais e me permite retornar com mais facilidade para o contato com quem está ali. Esse treino cotidiano também me faz encontrar a cada momento um pouco mais de espaço para observar o sofrimento de quem está comigo sem me agarrar a ele. A meditação foi me permitindo, ao longo dos anos, reconhecer os meus limites físicos e emocionais. Ainda sigo aprendendo como respeitá-los.

Na bonita e sinuosa caminhada que é a experiência da pessoa acometida pelo câncer, a prática contemplativa cuida do paciente, da família e de nós, profissionais de saúde envolvidos na jornada. Nos permite aliviar o sofrimento do corpo e ver a realidade com mais clareza. Acima de tudo, modifica nosso convívio com nós mesmos, com os sintomas e com aqueles que nos rodeiam. Por fim, transforma a nossa relação com a própria vida.

10

Meditação e cognição: estratégias contemplativas para melhorar o desempenho mental

Eu costumava ir para uma fazenda bem bucólica no interior do Paraná. Sou nascida e criada em uma das maiores cidades do país e mal consigo distinguir entre um sabiá e um bem-te-vi, então minha praia não é mato. Certa noite de lua nova na fazenda, a escuridão tomando conta, eu estava caminhando em direção ao meu quarto quando levantei a cabeça e vi uma sombra distante mais à frente. Na época, a televisão noticiava o caso de um assassino em série que vivia se escondendo de fazenda em fazenda e aniquilando vítimas no Centro-Oeste do país. Aquilo não me saía da cabeça. Eu não senti o medo chegar, quando percebi ele já tinha me feito correr e eu estava de volta na sede, com o coração acelerado e as mãos, trêmulas.

Respirei fundo, me convenci de que, na verdade, aquela sombra era apenas um arbusto que eu já havia visto durante o dia e retomei o caminho para o quarto. Por algumas (dezenas) de vezes ao longo daqueles trezentos metros, eu precisei respirar fundo e me relembrar de que a planta não era um homem e aquele frio na minha barriga era um sinal de cautela, mas eu podia seguir em frente. Segundo a neurocientista e psicóloga cognitiva norte-americana Lisa Feldman

Barrett, é assim que funciona nosso cérebro. Após décadas de estudos, ela propõe que o cérebro é um órgão que trabalha por meio de previsões. Ele faz uma aposta do que vai acontecer com a gente nos próximos milésimos de segundos e prepara o corpo para agir. Essa aposta é muito, mas muito rápida mesmo, e é feita a partir de uma combinação das informações que o cérebro recebe dos nossos sentidos, do que está acontecendo no ambiente ao redor, das experiências anteriores que vivemos e da cultura em que estamos inseridos.[1]

Para ficar mais fácil, vamos detalhar esse meu fatídico dia. Eu estava andando sozinha no escuro, meus olhos viram uma imagem e meu coração acelerou. Antes disso, eu já vinha ouvindo que um assassino estava à solta. Meu cérebro não sabia ao certo o que estava me causando essas sensações, mas juntou todos esses dados e chutou que deveria ser medo, o que me fez "dar no pé". Agora imagine que eu estivesse na mesma cena, só que caminhando com o meu companheiro após um jantar romântico à luz de velas. É provável que meu cérebro entendesse o aperto no estômago e o coração batendo mais rápido como amor e eu apenas suspirasse apaixonada.

Às vezes, a Ciência é um balde de água fria nas nossas histórias. Foi isso o que aprendi quando me aprofundei nos estudos sobre a função do cérebro. Eu achava que seu propósito era nos fazer produzir sentimentos elevados, como o amor e a felicidade, ou usar a criatividade para produzir obras de arte. O que descobri foi que, na verdade, a principal função do cérebro é garantir que haja uma distribuição eficiente de recursos, como glicose e oxigênio, para os diferentes sistemas do corpo, a fim de que o animal (inclusive humano) possa crescer, sobreviver e se reproduzir.[1]

Para que o organismo funcione de maneira satisfatória e com o menor gasto possível de energia, o cérebro se antecipa com relação ao que o corpo precisa e atende a essas necessidades antes mesmo que elas surjam.[2] Ou seja, ele precisa prever o que vai acontecer! Para alcançar esse objetivo, o cérebro constrói um modelo mental que representa a interação entre o nosso corpo e o ambiente e realiza continuamente previsões e estimativas com base no estado atual do corpo, nas características do ambiente e nas experiências passadas. Essas projeções funcionam como pequenas antecipações do que ocorrerá nos próximos momentos e permitem que o organismo se prepare e se ajuste de maneira mais eficaz às circunstâncias iminentes. Então, o cérebro vai monitorando se era isso mesmo ou não e se ajustando se e quando for preciso.[1]

Em resumo, o cérebro é um órgão de previsão e adaptação. Se eu vejo uma forma de quatro patas, pelos brancos e rabinho balançando na sala da minha casa, a aposta que meu cérebro faz é de que esse é o meu cachorrinho, o Teo, feliz por me ver. Assim, eu atribui significado para a experiência sensorial que vivi. Essa é outra função do cérebro: dar significado às modificações fisiológicas que o corpo apresenta. Ver o bichinho e saber que é o Teo, ouvir um som e saber que é um passarinho cantando, sentir o coração acelerando e entender que é amor.

Nossa biologia nos condiciona a funcionar em um modo automático. Quanto mais uma sensação, um comportamento ou pensamento se repete, maior é a chance de o utilizarmos como base de dados no futuro e continuarmos repetindo o que fazemos a partir desses dados. Se estou sempre estressada, meu corpo tem uma tendência a identificar grande parte das coisas que acontecem como estresse. Essa é a mente reativa, que age pelo hábito. Por outro lado, podemos utilizar algumas características cognitivas para mudar esse cenário. E nesse ponto a meditação começa a fazer sentido.

Assim como em outros momentos deste livro, vou simplificar bastante, correndo o risco de cometer escorregadelas científicas, mas confiante de que vale a pena para o entendimento de como a meditação melhora nossa capacidade cognitiva. A cognição humana é a capacidade de processar informações e transformá-las em conhecimento, em uma base de dados para nosso sistema. Para isso, ela tem dois elementos principais: a atenção e a função executiva. Esta última é a capacidade de planejar, resolver problemas e tomar decisões. Ela acontece pela combinação de três fatores: a inibição dos estímulos que não são relevantes, a memória de trabalho e o pensamento flexível. A meditação contribui para o aperfeiçoamento de todos esses elementos relacionados à cognição, por isso melhora nossas habilidades mentais.

MEDITAÇÃO E ATENÇÃO

Alan Wallace, professor budista norte-americano e um dos grandes nomes da meditação dos nossos dias, usa a analogia da atenção como um volume finito de água correndo em um riacho. Conforme ele se divide, vai se tornando um filete cada vez mais fino de água.[3] Assim também é a atenção. Ela não é multitarefas. Cada vez que a dividimos entre duas ou mais atividades, é como se o fluxo de água diminuísse. Nossa atenção é finita e quando nos concentramos em mantê-la em apenas uma tarefa, ela ganha força. Nesse tema, por mais que atualmente possa parecer contraintuitivo, menos é mais.

A meditação nos ajuda a fortalecer a atenção. Um dos exercícios que faço com meus alunos é uma atividade que aprendi com a professora Lia Diskin. Utilizando um sino, desses que parecem um gongo tibetano, uma tigelinha de metal com um bastão de madeira, vou dando badaladas em ritmo aleatório. Quando duas badaladas são muito próximas, em geral nosso cérebro não consegue reconhecer a segunda delas. Chamamos isso de "piscada" da atenção. Quanto mais viva e presente estiver a atenção, maior será a capacidade de reconhecer esses sons próximos. Alguns estudos já testaram isso. Um deles, muito bem-feito, avaliou pessoas antes e após três meses de retiro de meditação *Vipassana*. Em vez de contar batidas no gongo, os pesquisadores utilizaram toques em um teclado sempre que o meditador identificasse um número em meio a uma sequência de letras. Ao final do retiro, os praticantes tiveram uma redução nas "piscadas", o que mostrou que sua capacidade de sustentar o foco tinha melhorado. Ou seja, eles conseguiram fazer melhor uso desse recurso mental limitado, mas tão fundamental, que é a atenção.[4] Já imaginou a mudança que esse ganho de atenção pode provocar no seu dia a dia?

Ser multitarefas ficou nos holofotes por um tempo, até irmos percebendo, pouco a pouco, o esgotamento da atenção e as dificuldades que isso causa na rotina. Sensação frequente de fadiga e frustração de não concluir coisas simples a que nos propomos são alguns resultados disso. Começou a ganhar palco, então, o transtorno do déficit de atenção e hiperatividade (TDAH). Com ele, uma pergunta um tanto óbvia também ganhou destaque: já que o treino da atenção é um importante componente da meditação, será que ela não seria a solução para o TDAH? Em adultos, esse é um campo de conhecimento ainda em construção, mas que até agora parece muito promissor. A meditação promove não apenas melhora dos sintomas relacionados à atenção, mas, principalmente, leva a uma maior regulação emocional, o que reduz o agir por impulso, tão característico nesses casos.[5] Ela também reduz a hiperatividade e a impulsividade em crianças e adolescentes com TDAH, sendo uma boa aliada no tratamento com remédios.[6]

Práticas contemplativas, em geral, parecem ajudar a diminuir o esforço que nosso cérebro precisa fazer quando estamos diante de conflitos e precisamos usar a atenção para solucioná-los. Foi isso que mostraram os pesquisadores do Instituto do Cérebro, em São Paulo, liderados pela cientista e surfista Elisa Kozasa, um dos nomes brasileiros mais conhecidos em estudos sobre meditação e seus efeitos cerebrais. Certamente, você já experimentou aqueles testes *on-line* nos quais você diz em voz alta a cor da tinta com a qual uma palavra, que representa uma cor diferente, está escrita (Figura 1).

> Vamos testar? Com qual cor está escrita a palavra?
>
> # ROSA
> # VERDE

Figura 1 Teste Stroop.

Se respondeu preto e cinza, você acertou. A gente até acerta, mas antes é comum dar uma pequena "travada" mental para desfazer o conflito ocasionado por essa confusão de conceitos. O que a Elisa descobriu em seu estudo foi que os meditadores acertam tanto quanto os não meditadores, mas fazem isso com muito menos esforço mental nas áreas cerebrais da atenção.[7] Isso indica que é mais fácil resolver um conflito mental com menos esforço da atenção, para quem medita regularmente.

Na experiência individual, como cientista em primeira pessoa dos processos que acontecem aqui dentro do meu corpo, sinto esses benefícios na atenção desde que comecei a meditar. Percebo com cada vez mais precisão os momentos em que me distraio completamente das atividades que me propus a fazer. Inúmeras vezes, me pego com o pensamento longe, quando o que eu gostaria mesmo era estar presente no que minha mãe está contando, olho o telefone quando queria estar atenta ao carinho no meu cachorro, ou me vejo em um *site* sobre esponjas biodegradáveis quando a minha busca era sobre os benefícios da meditação. O fato de perceber esses desvios da atenção não me incomoda. Por muitos anos, eu nem os percebia! Um dia desses, ouvi que somos cegos para a nossa cegueira. Notar as minhas distrações é como abrir um pouco os olhos, sair da escuridão e ter a oportunidade de reorientar a rota e educar a minha atenção para mantê-la onde eu realmente gostaria que ela estivesse.

MEDITAÇÃO E MEMÓRIA

É provável que você já tenha passado por uma situação estressante por algum tempo e notado que sua cabeça ficou ruim. Dificuldade de concentração e de memória são bem comuns quando vivemos em estresse crônico, mas nem sempre nos damos conta disso. Na verdade, não é apenas uma sensação: a área cerebral envolvida na memória, o hipocampo, diminui de tamanho mesmo e funciona pior nessas situações.[8] Quando saímos do estresse, isso é revertido. Talvez esse seja o motivo pelo qual se tenha associado a meditação com a melhora da memória, já que ela reduz a resposta de estresse e nos permite lidar melhor com situações de adversidade. A maioria dos estudos que avaliam os impactos da meditação na memória, no entanto, não mostram muitos benefícios no que diz respeito à memória episódica, responsável por nos lembrarmos de situações específicas da vida.[9] Ainda faltam estudos amplos observando se as pessoas que iniciaram sua prática de meditação em idade mais precoce têm uma memória episódica melhor ao envelhecer. Talvez nos próximos anos já exista esse dado.

Uma outra esfera da memória, a chamada memória de trabalho, é uma lembrança de curto prazo que funciona como um rascunho mental até que você decida se aquela informação deve ser guardada ou não. É uma importante esfera da cognição, que dá suporte, por exemplo, à leitura de um livro. E é uma área da memória muito relacionada com a capacidade de aprender coisas novas e com a habilidade de funcionar bem nas tarefas do dia a dia. Essa memória, sim, melhora com a meditação.[10]

Falar de memória me lembra dos últimos anos da minha avó Alda. Ela sempre foi ótima para fazer comidas e herdei dela muitos dos meus dotes de cozinhar e coser, além dos braços rotundos de doceira. Depois dos 86 anos de idade, ela já não conseguia lavar a louça sem apoiar os antebraços na pia e seu corpo cheinho foi ficando cada vez mais inclinado para a frente. Ela morava em um apartamento pequeno, no último andar de um prédio. Um dia, o zelador começou a ligar insistentemente para a minha mãe, que vivia em outra cidade. Ele estava há tempos tocando a campainha, batendo à porta, e nada de a vó Alda responder. Os vizinhos estavam reclamando que o cheiro de gás estava insuportável. Ela tinha esquecido o gás do fogão aberto e, como estava surda, não ouviu o reboliço todo acontecer. Com a confusão, ela ficou muito brava porque as pessoas poderiam achar que ela estava louca.

Um dia, eu a ensinei a meditar. Uma coisa linda! Ela disse que se sentia muito calminha enquanto meditava, mas o que eu queria mesmo era tentar refrear o processo de perda cognitiva que eu percebia acontecendo. A meditação de fato reduz a perda de massa cerebral, melhora a atenção e a memória de trabalho. Assim, pode ser um componente interessante no cuidado das doenças neurodegenerativas nos idosos, como os quadros demenciais.[11]

Uma série de motivos fazem com que a meditação atue como um protetor do sistema nervoso diante da perda da capacidade cognitiva no envelhecimento. Entre eles, estão a melhora do fluxo sanguíneo cerebral e do funcionamento dos circuitos cognitivos, a redução dos níveis de cortisol e do estresse oxidativo e um ritmo mais lento de envelhecimento celular por conta de sua atuação sobre os telômeros. Tudo isso tem o potencial de refrear o avanço das doenças vasculares cerebrais, como o Alzheimer.[12]

Assim como em tantas outras esferas, as pesquisas sobre o uso da meditação na prevenção de demências e na manutenção da saúde cognitiva durante o envelhecimento ainda estão na sua infância. Se na época eu soubesse desse pouco que já conhecemos hoje, com certeza teria ensinado a vó Alda a meditar mais cedo.

MEDITAÇÃO E FUNÇÕES EXECUTIVAS

Funções executivas são aqueles pensamentos mais complexos, como a capacidade de planejar, a habilidade de solucionar problemas e a capacidade de nos adaptarmos a novas situações. Usamos diariamente as funções executivas para aprender, trabalhar e gerenciar nossas vidas.

Para ler este livro, por exemplo, você precisa muito mais do que só vontade. É necessário que você iniba constantemente estímulos que não são úteis para a leitura, como aquela vontade incontrolável de dar uma espiadinha no celular. É preciso também fazer uma atualização e o monitoramento frequente de informações no seu rascunho mental (a memória de trabalho), para incluir nos seus conhecimentos apenas o material mais relevante depois de avaliar o que serve e o que você pode descartar. E também é importante ter a habilidade de pensar "fora da caixa". É assim que, em alguns momentos, vem à cabeça uma lembrança de experiência que você teve e que parece totalmente desconectada do tema do livro, mas você consegue fazer uma relação e aprender algo novo. Esses três componentes (inibição, memória de trabalho e pensamento flexível) são a base que permite que você aprenda o que está nestas páginas e também que planeje como vai consertar a torneira que quebrou na cozinha, faça uma conta matemática, vá até o mercado e faça as suas compras. Qualquer função executiva complexa depende principalmente desses três fatores. Perceba que função executiva não é ter um pensamento como o dos ganhadores do prêmio Nobel, mas as ações simples que permitem que a gente viva bem.

Até agora, mostrei que a meditação fortalece a atenção, melhorando a habilidade de inibir estímulos e pensamentos que não são relevantes para a tarefa que queremos fazer. Que nos distraímos menos e temos maior capacidade de foco, mesmo fora dos momentos de prática.[13] Essa capacidade de inibição de estímulos irrelevantes e das distrações é um dos maiores benefícios da meditação no que se refere às funções executivas.[14] Também mencionei que a meditação exerce um efeito sobre a memória de trabalho, mas isso requer muitas horas de treino.[15] Ainda há poucos trabalhos e muito a se aprender sobre esse assunto.

Outro ponto em que percebo uma grande mudança nos praticantes de meditação é o terceiro elemento que é a base para as funções executivas: o pensamento flexível. Ele consiste na capacidade de buscar soluções menos óbvias e mais originais para resolver problemas ou se adaptar às situações. Ao meditar, nos distanciamos do envolvimento com os pensamentos comuns do dia a dia, nos liberamos das sequências automáticas de ideias que estamos acostumados a produzir, relaxamos a lógica habitual na qual o cérebro geralmente opera. O sistema nervoso faz, então, novas conexões entre as diferentes áreas cerebrais – conexões talvez nunca antes imaginadas.[16] Essas conexões aumentam a possibilidade de encontrarmos caminhos originais de adaptação, novas apostas para o que sentimos e narrativas diferentes a respeito de nós mesmos.

A meditação não faz necessariamente com que novos neurônios apareçam, mas cria, sim, novas conexões entre os neurônios que já existem, novos caminhos para que as informações circulem no cérebro. Neuroplasticidade não é apenas o aparecimento de novas células neurais, é também essa capacidade de estabelecer diferentes vias cerebrais para que a informação possa circular. Você pode chamar isso de neuroplasticidade, *insight* ou intuição – eu gosto mesmo é de chamar pensar "fora da caixa".

MEDITAÇÃO E METACOGNIÇÃO

Nossos pensamentos são viajantes no tempo. Estamos constantemente revivendo o passado ou imaginando o futuro. Gosto de uma frase, atribuída ao escritor e humorista norte-americano Mark Twain, em que ele diz que teve muitas preocupações em sua vida, a maioria das quais nunca aconteceu.

O problema dessas viagens mentais no tempo é que acreditamos que nossos pensamentos são a realidade e sofremos por eles. A metacognição, capacidade de observar o pensamento e os processos cognitivos acontecendo, é justamente o que nos permite vê-los como realmente são: nuvens passageiras que se dissipam brevemente.

Algumas linhas da Biologia da evolução defendem que essa capacidade de metacognição é o que nos diferencia dos demais animais. Apesar dessa capacidade ser intrínseca à espécie humana, muitas vezes não somos capazes de percebê-la. A meditação pode ser o interruptor que acende a luz dentro dessa sala escura, revelando como a mente opera e fortalecendo nossas capacidades cognitivas. Uma das habilidades que ela nos traz é exatamente tornar mais clara a metacognição. Ela facilita a nossa própria percepção daquilo que se passa dentro da nossa cabeça.

Um dia desses, durante a minha prática, tive uma ideia "fora da caixa"! Um pensamento surgiu e eu percebi que ele não vinha de lugar nenhum, era apenas um disparo elétrico nos meus neurônios. Ele também não ia para lugar nenhum. Era como fumaça se desfazendo com o vento. Desse dia em diante, os pensamentos perderam a força que até então exerciam sobre mim. Apesar de já ter lido muito sobre o tema, foi apenas passando pela experiência que isso se fez verdade – e assim é com muitos aspectos relacionados com a meditação. Ela é um aprendizado muito mais prático do que teórico.

Alan Wallace, professor budista que já mencionei neste capítulo, diz que meditação é a investigação sobre a natureza da mente.[3] Realmente: se observarmos as tradições milenares que usam a meditação como metodologia de desenvolvimento pessoal, perceberemos que seu objetivo em todas elas é exatamente fortalecer a metacognição. Desde que comecei a meditar, me perceber tomada pelos pensamentos e observar minha mente funcionando tem sido uma descoberta diária. Em alguns tempos mais árida; em outros, mais frutífera; mas certamente essa observação me faz mudar o modo de agir e interagir com o mundo.

Em resumo, quando pensamos nos benefícios da meditação para a cognição, há quatro pontos principais: melhora da atenção, melhora da memória de trabalho, maior capacidade de pensamento flexível e aumento da capacidade de metacognição (Figura 2). Ao praticar meditação, fortalecemos as redes da atenção e da interocepção (capacidade de perceber o que acontece dentro do organismo). Com isso, temos mais clareza do que acontece dentro e fora do

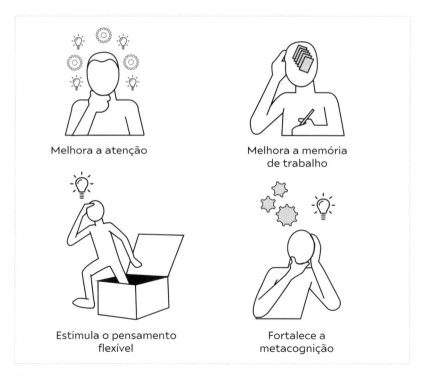

Figura 2 Meditação melhora o desempenho mental.

corpo, tornando mais fácil para o cérebro fazer melhores apostas. Além disso, treinamos a habilidade de observar sem julgar, o que promove um relaxamento da maneira habitual que a lógica tem de operar. Assim, aumenta a capacidade do cérebro de encontrar novas soluções e maneiras melhores de nos adaptarmos às situações, o que torna o pensamento mais flexível.

Mais do que isso, na meditação, também fortalecemos a conexão entre o córtex pré-frontal e a amígdala cerebral, aumentando a nossa capacidade de dizer "não" aos nossos impulsos quando eles são inapropriados.[17] E estimulamos a capacidade de observar os processos mentais acontecendo, o que nos permite ganhar distância entre o impulso e a ação.[18]

Por meio de toda essa mudança cognitiva, a meditação treina o cérebro para que ele saia de um modo de funcionamento reativo, que repete sempre as mesmas apostas, fazendo com que a gente veja menos ameaças onde elas realmente não existem. Ela permite a ampliação do banco de dados que temos dentro de nós e, com isso, o cérebro passa a fazer novas previsões a partir das experiências que vivemos, tornando a mente mais adaptativa e criativa, bem como abrindo espaço para reconhecermos a nós mesmos fora dos padrões pelos quais costumamos nos ver. Assim, mudamos o jeito de interpretar o mundo e nós mesmos.

11

Os pensamentos não são tudo o que somos: benefícios da meditação para o bem-estar emocional

Iracema tem a voz doce, os olhos singelos e um sotaque que me faz sentir a brisa do mar enquanto ela fala. Nos conhecemos por um acaso das redes sociais e ela veio fazer um curso de meditação comigo. Há anos, Iracema tratava um quadro de depressão e ansiedade, com apoio de psiquiatra, psicólogo, medicação e muita terapia, mas ela queria buscar outras metodologias que a ajudassem a ter uma vida mais harmoniosa. E entendeu que a meditação seria um recurso valioso nesse momento.

Ela tem a companhia de muita gente nesses desafios à saúde mental. Segundo os dados da pesquisa Vigitel e da Pesquisa Nacional de Saúde feita pelo Ministério da Saúde no Brasil, em 2013, 7,6% da população tinha diagnóstico de depressão e esse número subiu para 11,3% em 2021, totalizando cerca de 23 milhões de brasileiros clinicamente diagnosticados no período. Transtornos de ansiedade são os transtornos psiquiátricos mais comuns e podem atingir 32% das pessoas ao longo da vida.

Por sua vez, o Fórum Econômico Mundial, no final de 2019, apresentou a informação de que depressão e ansiedade somadas levaram a uma perda de produtividade de cerca de 1 trilhão de dólares e a um maior uso do sistema de saúde em razão das visitas mais frequentes ao pronto-socorro e das consultas médicas. A previsão dos órgãos de saúde pública é de que os transtornos mentais se tornem a principal causa de adoecimento e perda da qualidade de vida em 2030.[1,2]

No início do século XXI, conforme levantamento da Organização Mundial da Saúde, nos países em desenvolvimento 76-85% dos pacientes com transtornos mentais não recebem tratamento. Mesmo assim, você deve conhecer muitas pessoas que utilizam remédios para depressão ou ansiedade no Brasil. Talvez você mesmo use e não se assuste por não ter percebido muita melhora. De cada dez pessoas que usam antidepressivos, apenas 4-6 apresentam controle dos sintomas.[3] Isso também vale para a ansiedade.[4] Ou seja, usar remédio não é garantia de sucesso! Por isso, precisamos ampliar o olhar para outras possibilidades a serem associadas no cuidado.

A Iracema sentia isso na pele: os remédios ajudavam a reduzir os sintomas, mas, sozinhos, não vinham sendo suficientes. Muitas vezes, ela comentava que os pensamentos acelerados eram o seu maior desafio no dia a dia. Eles vinham acompanhados de uma sensação constante de antecipação do futuro e preocupações que, apesar de ela saber que não eram reais, ficavam voltando à sua mente sem que ela tivesse controle. Diferentes transtornos psíquicos têm algumas características em comum, como a dificuldade de regular as emoções e essa alteração do pensamento que a Iracema sentia, chamada de ruminação mental, que consiste em ter pensamentos recorrentes e negativos. Além do desconforto interno, é importante considerar quanto os sintomas impactam o dia a dia da pessoa, alterando sua capacidade de funcionar no mundo. Entre os pacientes que eu acompanho, esse é um fator de sofrimento muito presente.

Um dos primeiros professores ocidentais de meditação que estudou os efeitos da prática no contexto da depressão foi o americano

Zindel Segal. Em 2010, ele dividiu em três grupos 160 pessoas com pelo menos dois episódios de depressão. Um desses grupos teve a dose de remédio reduzida gradualmente e passou a usar placebo (sem saber, é claro); um segundo grupo continuou utilizando sua medicação; e o terceiro reduziu gradualmente os remédios e entrou em um programa de oito semanas de meditação associada a terapia cognitivo-comportamental. No grupo do placebo, 75% das pessoas tiveram novo episódio de depressão, ao passo que tanto no grupo da meditação quanto no do antidepressivo essa taxa de recaída foi de apenas 25% nos dezoito meses que se seguiram. Em resumo, meditação e remédio atuaram de maneira semelhante para prevenir novas crises de depressão.[5]

Em algumas situações, como gravidez ou amamentação, pode ser desafiador utilizar remédios antidepressivos, tanto pelos efeitos colaterais quanto pelos danos que essas medicações podem causar ao bebê. Nesses casos, será que a meditação poderia ser um caminho terapêutico? Foi isso que mostrou um pequeno estudo com 86 gestantes que já haviam tido depressão. As mulheres foram divididas em um grupo que fez tratamento usual, com remédio, e outro que praticou meditação associada à terapia cognitivo-comportamental. As grávidas que meditaram tiveram menos de 20% de recaída de depressão nos seis meses após a parto, ao passo que no outro grupo essa taxa foi de mais de 50%.[6]

Há bem poucas décadas, muita gente morria de tuberculose. Não se conhecia a origem da doença e não havia remédio adequado para tratá-la. A maior causa de adoecimento e morte eram as doenças infecciosas. Hoje, pelo contrário, já sabemos muito sobre essas condições, temos excelentes tratamentos e, assim, outras enfermidades ganharam espaço. Nessa "nova" condição humana, a inflamação tornou-se uma vilã de peso e não seria diferente com as questões de saúde mental. Aparentemente, uma das importantes causas de depressão é justamente a inflamação do sistema nervoso e entre os seus marcadores estão os níveis de substâncias como a interleucina 6 (IL-6) e o fator de necrose tumoral alfa (TNF-alfa). Já há pesquisas mostrando que a meditação tem o potencial de reduzir a quantidade dessas substâncias que circulam pelo organismo, sendo este, talvez, um dos motivos pelos quais a prática contemplativa melhora os sintomas da depressão.[7]

É claro que ainda precisamos entender melhor como tudo isso acontece nas entranhas do nosso sistema, mas é animador saber que temos opções além dos remédios para cuidar de questões que vêm se tornando tão comuns nos últimos tempos. Com mais de 301 milhões de pessoas no mundo sofrendo de ansiedade, é importante que uma prática como a meditação *Mindfulness* tenha o mesmo benefício que um dos mais utilizados medicamentos para controle dos sintomas desse distúrbio. Não sou eu que estou dizendo, é a *JAMA Psychiatry*, uma das revistas médicas mais conceituadas na área, em um artigo publicado em 2023.[8]

Thich Nhat Hanh, poeta vietnamita e monge budista, esteve diante de muito sofrimento em seu país assolado pela guerra, mas não deixou de espalhar belos ensinamentos por todo o mundo, usando a meditação como caminho. Ele dizia que a ansiedade, a doença do nosso tempo, vem, principalmente, da nossa incapacidade de viver no momento presente. Como vimos ao longo deste livro, estamos constantemente antecipando um futuro imaginado ou revivendo o passado a partir de memórias imprecisas. Talvez por isso as práticas contemplativas sejam cada vez mais procuradas, em uma busca por aprender a permanecer desfrutando o presente.

O psiquiatra e neurocientista americano Judson Brewer costuma dizer que "as pessoas deprimidas perseveram no passado; as ansiosas, no futuro".[9] A meditação traz bons resultados para o tratamento dessas duas condições, pois, ao trazer a mente para o momento presente, age desconstruindo o elemento comum entre elas (o pensamento perseverante, a ruminação mental). Em um estudo realizado pelos pesquisadores do laboratório de Jud com pessoas com transtorno de ansiedade generalizada, eles utilizaram técnicas diferentes da meditação, mas que também treinam manter a atenção no presente. O resultado foi uma redução de 63% na ansiedade, exatamente por diminuir a preocupação e o pensamento perseverante no futuro.[10]

Da mesma forma que acontece com outras doenças que abordei nos capítulos anteriores, a meditação parece ter um componente fisiológico que promove a melhora dos transtornos de saúde mental. Ela reduz a reatividade ao estresse, torna mais adequado o funcionamento do sistema de inflamação e equilibra o funcionamento do sistema nervoso autônomo, com maior liberação de neurotransmissores como a serotonina, que atua na percepção de bem-estar e relaxamento (Figura 1). Nesse campo de pesquisa, também há muito mais por se descobrir nos próximos anos.

A Iracema é uma das minhas alunas mais disciplinadas. Ela costumava dizer que um dos principais benefícios que percebia desde que tinha começado a meditar era reconhecer que os seus pensamentos nada mais eram do que pensamentos. Eventualmente, ela começou a sentir que a velocidade com que eles vinham à sua cabeça diminuía, mas o que mais a ajudou foi que ela aprendeu que os pensamentos não eram a realidade e que as preocupações eram apenas pensamentos.

Eu gosto muito da palavra "*mitote*". Ela não existe no português e não sei se existe em outras línguas. Sei apenas que na cultura tolteca do México ela é muito presente e representa as "mil" vozes que estão dentro da nossa cabeça, o falatório mental e as narrativas que contamos sobre nós mesmos e sobre o mundo. Um dos mais importantes benefícios da meditação para o bom funcionamento da mente, como a Iracema rapidamente notou, é que essa prática nos faz perceber que as mil vozes (os nossos pensamentos) não são tudo o que somos. Eles são passageiros e uma boa parte das vezes não representam a verdade.

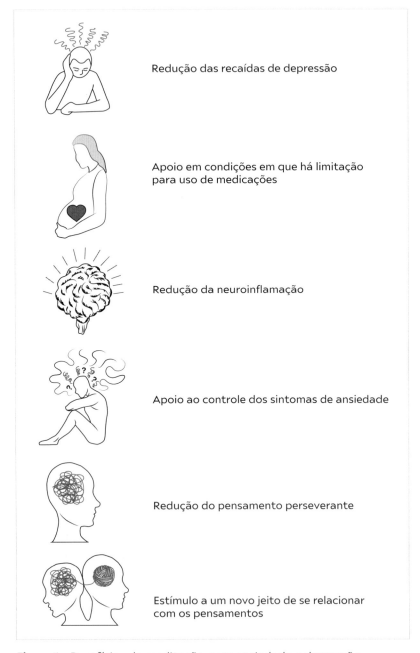

Figura 1 Benefícios da meditação para ansiedade e depressão.

O neuropsiquiatra austríaco Viktor Frankl, conhecido pelo belo livro *Em Busca de Sentido*, em que conta sua experiência nos campos de concentração nazistas, tem uma frase muito conhecida entre os praticantes de meditação:

> "Entre o estímulo e a reação, há um espaço. Neste espaço está nosso poder de escolher nossa resposta. Na nossa resposta está nosso crescimento e nossa liberdade".

Além de nos ensinar que nós não somos os nossos pensamentos, a meditação nos concede esse pequeno espaço entre o sentir e o agir. Com o treino, vamos ganhando a habilidade de, ao perceber emoções e pensamentos, interpretá-los melhor e ter uma resposta mais adequada. Isso nos tira da reação automática que pode causar danos e arrependimentos, e nos permite escolher comportamentos mais apropriados, que geram conexões sinceras com quem nos rodeia.

Somos contadores de histórias. Esse é o jeito por meio do qual nos relacionamos com o mundo e com nós mesmos. A mente cria essas histórias e as histórias que contamos criam uma realidade biológica, mudam o funcionamento do corpo e determinam como nos sentimos. Sentar alguns minutos por dia e observar a mente funcionando nos permite escolher histórias melhores e mais bonitas.

Iracema atualmente costuma dizer que a meditação é uma das estratégias mais robustas, consistentes e efetivas para o gerenciamento do quadro de ansiedade e depressão que ela apresenta. Apesar de seu grande entusiasmo e do reconhecimento dos muitos benefícios promovidos, houve um momento em que ela se afastou um pouco da prática. Foi uma fase em que vivenciou muitos desafios e sentiu uma significativa piora dos sintomas da ansiedade e da depressão, de maneira tal que ela não conseguia nem mesmo meditar. Sentia que a meditação a deixava pior. Com tudo o que ouvimos por aí, pode ser difícil imaginar a meditação causando desconfortos, mas isso pode acontecer e é o que vou discutir no Capítulo 12.

12

Quando as coisas não vão como esperado: os efeitos colaterais da meditação

Talvez você já tenha meditado e chegou à prática com a expectativa de relaxar. Pode ser também que você não tenha conseguido encontrar essa calma que muitas pessoas dizem experimentar. Eventualmente, você até se sentiu ansioso ou desconfortável durante a meditação, mas achou melhor não comentar com ninguém para não parecer o esquisito da turma.

Eu, muitas vezes, fiquei agoniada durante a prática e pensei em desistir. Alguns alunos e pacientes que acompanho já relataram ter dor de cabeça, sensação de coração acelerado ou tensão muscular quando praticam. Efeitos inesperados da meditação, como esses, são muito mais comuns do que você imagina. De cada dez pessoas que meditam, pelo menos metade tem algum efeito colateral indesejado.[1] Isso significa que se você já tentou meditar e não teve a melhor experiência do mundo, não está sozinho.

Você pode estar achando esse papo meio estranho. Passei os últimos capítulos falando sobre os benefícios e maravilhas da meditação e agora estou jogando um balde de água fria na sua cabeça. Calma, eu não quero ser estraga-prazeres, só quero que você saiba que alguns desafios podem aparecer ao longo do caminho do praticante e que não há nada de errado caso isso aconteça com você. Efeitos não desejados relacionados à meditação podem acontecer com pessoas que acabaram de iniciar a prática, mas também ocorrem com meditadores experientes.[1]

Essas experiências desconfortáveis relacionadas à meditação acontecem pelos mesmos mecanismos fisiológicos que promovem os seus benefícios. Algumas vezes, no entanto, esses mecanismos são mais intensos e em outras, acontecem de forma inapropriada. Quando o sistema nervoso fica estimulado demais, podemos ter sensação de ansiedade, perceber com mais intensidade luzes e sons, ou sentir as emoções ou alterações corporais mais do que gostaríamos. Por outro lado, o fato de ficarmos com o corpo parado, os olhos fechados e a atenção focada em apenas um ponto pode fazer com que o organismo se sinta tão privado de estímulos que é como se o sistema nervoso "desligasse": o corpo fica frio, a pressão cai, as emoções ficam quase imperceptíveis e, em casos extremos, pode acontecer o que os psiquiatras chamam de dissociação ou despersonalização (algo como se a pessoa não se reconhecesse no próprio corpo).

Na Medicina, chamamos de efeito colateral qualquer resultado diferente do objetivo proposto inicialmente para uma intervenção. Um caso famoso é o do medicamento citrato de sildenafila, conhecido comercialmente como Viagra®. Essa droga estava sendo testada para pacientes com problemas cardíacos com o objetivo de melhorar a angina (a dor no peito). Esse efeito esperado não ocorreu, mas a vida sexual dos pacientes melhorou muito. Esse caso mostra que um efeito colateral nem sempre é algo ruim, é apenas algo que não tinha sido imaginado ou desejado a princípio.

Quando eu medito, quero me sentir relaxada, mas de vez em quando fico incomodada ao perceber a quantidade de pensamentos que produzo e a dificuldade de não me envolver com eles. Isso não me faz nenhum mal, é apenas uma constatação, um desafio da prática. Uma experiência assim, que não saiu conforme o esperado, mas que também não trouxe nenhum prejuízo, é um efeito colateral. Esse é o caso da maioria das pessoas na meditação.

As alterações mais comuns observadas são aquelas relacionadas à percepções sensoriais, como enxergar as luzes mais brilhantes ou ouvir o "tic-tac" baixinho do relógio com mais clareza. Para certas pessoas, esse barulho do ambiente ou esse excesso de informações visuais podem se tornar incômodas. Podemos sentir que ficamos mais sensíveis, mas talvez apenas tenhamos passado a observar os estímulos de um jeito diferente. Sabe quando você entra em uma sala escura e, aos poucos, seus olhos vão se adaptando? Dali a pouco, alguém acende a luz e parece que ficou claro demais até o olhar se acostumar novamente. É mais ou menos isso o que acontece com nossos neurônios enquanto meditamos. Com os olhos fechados e o corpo imóvel, os estímulos sensoriais ficam tão reduzidos que, para manter sua atividade estável, os circuitos neuronais sofrem uma superregulação e ficam mais facilmente estimulados. Ou seja, como há hiperexcitabilidade neuronal, qualquer mínimo estímulo provoca uma sensação amplificada.[2]

Algumas pessoas enxergam luzes durante a prática, mesmo com os olhos fechados. Elas veem estímulos que não estão presentes de fato. Isso é algo que ouço com frequência e há vários relatos em tradições como o Budismo. Não sei se já aconteceu com você de estar quase pegando no sono e ouvir um som que não existe. Eu passo por isso com frequência. Isso é parecido com o que ocorre quando meditamos. É como se os nossos neurônios disparassem um sinal sem querer por estarem excessivamente estimulados.[2] De certa forma, é uma pequena alucinação mesmo.

Esses disparos "sem querer" podem acontecer nos neurônios e também em outras células, como os músculos. Pequenos tremores nos olhos ou até espasmos maiores, causando movimentos involuntários no corpo, são descritos por alguns meditadores sem que haja nenhum problema de verdade acontecendo. Outras manifestações físicas incluem dores ou sensação de pressão dentro da cabeça. Algumas vezes, notamos uma dor que já estava ali, mas nem havíamos reparado; outras vezes, é uma nova dor que surge por causa da postura. (Nestes casos, é só mudar de posição, não precisa sofrer.)

Esses desafios da meditação ocorrem nos campos sensorial e somático. Outros podem ocorrer na esfera emocional também. A sensação de ansiedade ou medo de perder o controle, apesar de não ser a experiência mais frequente, certamente é a que deixa as pessoas mais desconfortáveis. Um dos possíveis mecanismos pelos quais a ansiedade pode surgir ao longo da meditação é a ativação de uma estrutura chamada ínsula. Grande parte das pesquisas que estudam as alterações cerebrais relacionadas com a meditação mostram que há um aumento do tamanho e da função dessa estrutura em meditadores novatos ou experientes.[3] Esse efeito pode ser muito bom, pois a ínsula é uma das responsáveis pela percepção que temos do nosso próprio corpo, então uma das consequências de seu melhor funcionamento é a maior consciência corporal. Nem sempre mais é melhor, não é mesmo? Essa maior percepção da interocepção, dos processos corporais que estão acontecendo, como sentir o coração batendo, pode ser bem desconfortável para quem já sofre de ansiedade, por exemplo.

Para os ansiosos também, manter a atenção focada na respiração pode ser incômodo e estressante.[4] Nesses casos, utilizar uma modalidade de meditação de monitoramento aberto, como a observação dos pensamentos, pode ser um caminho meditativo mais adequado. Ter experiências desconfortáveis com a meditação não quer dizer que você não pode praticá-la, mas que ajustes individuais são necessários. Por isso, sou entusiasta da meditação ensinada por um professor, em vez de por um aplicativo tecnológico com o qual não podemos interagir.

Alguns efeitos, ainda, podem ser um pouco mais delicados. Reviver experiências traumáticas passadas é um deles. É como se acontecesse uma "alucinação emocional" em que o praticante tem uma reação emotiva forte a uma situação que já não está mais acontecendo. As práticas contemplativas podem mobilizar as emoções. Nesses casos, contar com o apoio de um profissional experiente da saúde mental é fundamental para lidar com esse efeito. Por conta disso, podemos dizer que um dos fatores que aumentam o risco de ocorrerem efeitos colaterais da meditação é ter vivido uma experiência traumática, principalmente na primeira infância. Isso não é, no entanto, um impeditivo para a prática, apenas um ponto de atenção e deve ser visto como um convite para meditar com o apoio de um professor.

Quando efeitos inesperados como esses tornam a experiência do praticante emocionalmente desagradável ou causam algum dano, passamos a chamá-los de efeitos adversos. Eles são bem menos frequentes, mas também podem ocorrer. Em cerca de 10% dos casos de efeitos colaterais, pode haver um impacto negativo mais duradouro, com prejuízo na vida cotidiana,[1] como dificuldade de interação social. Grande parte dos efeitos adversos acontecem após intensas exposições à prática, como retiros prolongados ou práticas diárias com duração superior a uma hora.[5]

Raramente, a meditação ainda pode desencadear sintomas graves como um surto psicótico, ideação suicida ou dissociação (sensação de estar desconectado de si mesmo). O professor budista Alan Wallace diz que "a meditação não causa desequilíbrios mentais, mas os revela".[6] Provavelmente, esses sintomas mais graves surgem em pessoas que já tinham uma predisposição pessoal ou familiar para transtornos psiquiátricos ou alguma doença não tratada adequadamente, como a esquizofrenia. Para evitar essas complicações em pessoas com doenças psiquiátricas, o ideal é que a prática da meditação seja introduzida após o início do tratamento medicamentoso, com dose já ajustada dos remédios, controle dos sintomas e acompanhamento próximo tanto dos profissionais de saúde quanto de um professor de meditação experiente.

A meditação pode "dar errado" para dois lados. Um lado é o do excesso de estimulação do sistema nervoso, tornando os neurônios sensíveis demais. Nesses casos, ficamos com uma percepção exagerada dos sentidos, corpo inquieto, ansiedade. O outro lado é o da privação sensorial. Ficamos com o corpo imóvel, os olhos fechados, a atenção direcionada a um único ponto, e isso pode ser estímulo "de menos" para o sistema nervoso central, causando falta de motivação e um achatamento das emoções. Todas essas alterações costumam ser passageiras, mas se, de alguma maneira, elas incomodam ou preocupam você, vale a pena conversar com alguém experiente na prática.

Refleti muito sobre se deveria ou não escrever um capítulo como este, sobre o que pode dar errado na meditação. Senti receio de desmotivar ou causar medo de meditar em quem estivesse lendo. Na minha prática clínica, nunca presenciei um desses efeitos colaterais graves, mas sei que eles existem e, como este é um livro sobre os efeitos da meditação na saúde, achei por bem contar a você. O objetivo não é assustar, mas alertar para que você procure apoio caso tenha alguma dessas condições ou para que possa ter um olhar mais cuidadoso com os seus pacientes, caso também seja um profissional de saúde como eu.

Algo curioso que também merece ser citado é o fato de que vivenciar uma experiência desconfortável com a meditação não faz as pessoas se sentirem menos satisfeitas com a prática. Foi o que mostrou um estudo feito com quase mil participantes nos EUA, publicado em 2022. Os dados mostraram que 88% das pessoas que meditam sentem-se felizes por isso e a porcentagem é a mesma entre as pessoas que tiveram efeitos colaterais durante a prática.[1]

Assim como cada um de nós responde diferentemente a um remédio, a uma comida ou a um exercício, os efeitos da meditação também são individuais e interpretados de maneiras distintas por pessoas diferentes. Após começar a meditar, algumas pessoas podem ter sua necessidade de sono reduzida[7] – o que pode ser maravilhoso para quem quer aproveitar mais as horas do dia ou um tormento para quem gosta de curtir uma cama quentinha. É tudo uma questão de interpretação.

Se a Ciência da Meditação é algo novo, o estudo dos seus efeitos colaterais é ainda mais recente. Até o início da década de 2020, apenas cerca de 1% dos estudos científicos sobre meditação mencionavam algo sobre eventos adversos,[8] apesar de eles já estarem presentes nos antigos textos das tradições meditativas. Na coletânea de escrituras budistas *Anguttara Nikaya*, se atribui a um discurso de Buda a ideia de que a meditação pode ser dolorosa, mas não necessariamente é.[9] Sensação de ansiedade, dores, alterações dos sentidos podem acontecer sem obrigatoriamente serem algo ruim. Se essas sensações causam prejuízo no seu dia a dia e se a quantidade de desconforto emocional que provocam é grande, esses são sinais de que algo não vai bem.

Saber que essas experiências desafiadoras ou desconfortáveis podem acontecer na meditação é importante para entendermos que não há nada de errado caso elas surjam, que elas são parte do caminho, e que há ajustes possíveis de serem realizados para que a prática seja mais segura e confortável. Por isso, volto a dizer, considero fundamental ter por perto para nos apoiar alguém que já percorreu um pouco mais do que nós esse caminho, seja um amigo, um professor ou um grupo com quem trocar experiências.

13

Um passo de cada vez: o treino progressivo da atenção

Eu gosto de correr. O sangue circulando pelo corpo, os pulmões se enchendo com vigor, o suor escorrendo gelado no rosto quente, tudo isso me traz uma sensação de prazer, presença, vida. Anos atrás, decidi que era hora de correr mais. Busquei uma assessoria de corrida, recebi uma planilha de treinos e a orientação frequente da professora de que eu precisava fortalecer os músculos para correr com segurança. Nunca gostei de musculação, então a ignorei. O que fiz foi apenas aumentar a quantidade de quilômetros percorridos a cada dia, já que meus pulmões davam conta. Até que, você já deve imaginar, me machuquei. Tive uma lesão no quadril que por um longo tempo me fez sentir dor, mesmo ao andar pequenos trechos.

Se você quiser correr uma maratona, não faça o que eu fiz. Comece correndo três quilômetros. Quando sentir que o seu corpo se adaptou, aumente para cinco, depois dez, meia maratona e siga assim até chegar aos 42 quilômetros. Faça aumentos progressivos conforme seu corpo se fortalece e desenvolve habilidades para ir mais longe. Na musculação, o princípio é o mesmo: começamos com um pesinho baixo e só quando o músculo ganha tônus aumentamos o estímulo com pesos progressivamente maiores.

13 UM PASSO DE CADA VEZ: O TREINO PROGRESSIVO DA ATENÇÃO

Com a meditação é assim também: ganhamos tônus nos circuitos neurais da atenção. A prática regular fortalece esse "músculo". Antes de seguirmos, passados alguns capítulos, vale lembrarmos alguns conceitos que apareceram mais no começo do livro. Vou começar pelo que é a meditação. Lembra? No Capítulo 4, vimos que, para chamar uma prática de meditação é necessário que ela tenha uma técnica, que você consegue fazer sozinho sem ninguém te guiando, em que há um foco para o qual trazemos a atenção, também chamado de âncora. Enquanto mantemos a atenção na âncora, reduzimos o envolvimento com as histórias que se passam constantemente em nossa cabeça. Além disso, devemos manter uma atitude interior de pretender não criticar, analisar ou julgar, o que nos leva ao relaxamento da lógica, à habilidade de observar sem interferir, que é a contemplação. Dali a pouco, nos pegamos tomados pela conversa mental e então, gentilmente, redirecionamos a atenção. Temos a atenção e a contemplação funcionando em um ciclo (Figura 1). Esse jeito de fazer está presente em todas as práticas de meditação. O que muda entre elas é exatamente o tipo de âncora utilizada, o foco em que colocamos a atenção, como discuti mais profundamente no Capítulo 5. (Retomados esses conceitos de meditação e âncora, podemos seguir.)

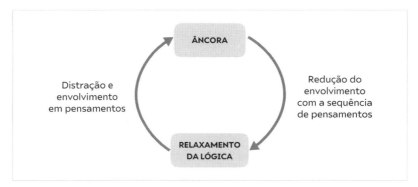

Figura 1 Como meditar.

Fonte: adaptada de Cardoso e Leite, 2007.[1]

O primeiro passo no treino da atenção é perceber que ela oscila sem que a gente queira. Pensamentos espontâneos borbulham fora do nosso controle, mesmo quando pretendemos manter o foco em um objeto de observação. No início, precisamos fazer um esforço para deixar a atenção focada naquilo que queremos que ela fique, o que vem acompanhado de uma certa tensão. Muitos alunos meus relatam que se sentem estressados quando estão aprendendo a meditar. Isso acontece com qualquer nova habilidade que a gente pretenda desenvolver, como aprender uma língua ou tocar um instrumento musical. Imagine um aprendiz de violino. No início, com certeza, ele faz um esforço muito grande para dedilhar acordes simples, mas com o treino regular ele toca uma música inteira sem esforço e, se seguir praticando, pode tocar toda uma sinfonia de forma relaxada e prazerosa.

Acontece algo semelhante no treino da atenção também. Na fase inicial, há uma oscilação da atividade mental entre passado e futuro, de forma muito autocentrada. O pensamento se distrai constantemente com: "o que eu fiz ontem?", "com que roupa eu vou na festa amanhã?", "o que eu vou comer mais tarde?", "será que eu estou meditando certo?". Costumamos dar pouca atenção ao que acontece no instante presente e, assim, os conteúdos mentais flutuam entre situações que já ocorreram anteriormente ou que podem acontecer mais para a frente (memória e imaginação), sem que tenhamos sequer percepção desse movimento.

Para quem está começando a meditar, é muito difícil utilizar uma técnica de meditação em que a âncora, o ponto para o qual trazemos o foco, seja algo muito abstrato ou sutil, como "manter a atenção no momento presente". Para começar, precisamos de um foco de atenção bem fácil de identificar, por exemplo, a contagem da respiração, como na técnica de *Shamatha*, que faz parte do grupo de práticas de atenção focada. É fácil notar quando você perde a contagem ou esquece em que número estava, e também é fácil voltar a contar. Funciona quase como um *outdoor* piscando na sua frente e dizendo: mantenha sua atenção aqui.

Saímos, então, de um estado de não perceber como nossa mente é caótica para reconhecer a intermitência da atenção. O próximo passo é fazer certo esforço para manter o foco estável por momentos curtos. Com algum treino, ainda continuamos com esse movimento mental entre passado e futuro, mas esses períodos passam a ser entremeados por curtos episódios de atenção ao que está acontecendo agora. São como pequenos toques de presença que começam a ser percebidos no momento da meditação e também fora dele. Nesse ponto, já há treinamento suficiente para darmos um passo em direção a uma técnica de meditação um pouco mais sutil, como aquelas da modalidade de monitoramento aberto. Uma dessas práticas é a *Vipassana*, que consiste em perceber os conteúdos mentais, emocionais e sensoriais que surgem enquanto meditamos.

Nosso caminho começou na ignorância sobre o funcionamento da mente, passou pela percepção da distração, seguiu para uma atenção forçada e, mantendo o treino, conseguimos então sustentar o foco com menos gasto de energia por períodos maiores. Depois disso, vai chegar um momento em que manteremos a atenção no foco escolhido sem esforço. A atenção progride de forçada para focada e, então, para relaxada (Figura 2). O praticante começa a experimentar intensa redução da atividade mental oscilante entre passado e futuro e passa a observar o momento presente de forma mais consistente e contínua. Essa descrição pode fazer parecer que o caminho é curto, mas são necessários anos de prática para que essa qualidade de atenção se estabeleça. Nesse estágio, podemos tornar a âncora ainda mais sutil, como acontece no grupo das técnicas não duais. Um exemplo são as práticas cujo foco é observar a consciência da consciência. Seu ponto de atenção repousa em simplesmente perceber a consciência que está ali.

Assim como na corrida, existe uma maneira pedagógica de evoluir no treino da atenção que reduz os riscos de trauma. No esporte, eu

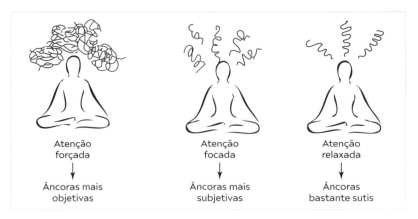

Figura 2 Treino progressivo da atenção.

não fiz da melhor maneira possível e me machuquei. Já na meditação, aprendi por um caminho didático e fui aumentando gradualmente os desafios para a minha atenção, conforme ela ia sendo treinada. Funcionou muito bem e, desde então, sigo esse modelo de ensino com as pessoas que me procuram para aprender a meditar. Começamos com uma âncora bastante objetiva, como a contagem da respiração ou o uso de um som, e, ao longo dos meses, conforme a habilidade de atenção se fortalece, progressivamente deixamos a âncora mais sutil, utilizando técnicas como as de monitoramento aberto e, mais à frente, a simples observação da consciência. Não há necessidade de pressa, já que cada uma dessas etapas leva tempo mesmo, às vezes anos.

Quando utilizamos uma âncora bastante objetiva para meditar, fica mais fácil reconhecer que a mente humana tem a característica natural de se distrair frequentemente. Essas âncoras permitem um bom treino das vias neurais da atenção e são um recurso didático importante no momento do aprendizado em que ainda é preciso fazer um esforço para manter a atenção focada. Por outro lado, âncoras mais sutis, como aquelas presentes nas modalidades de técnicas de monitoramento aberto, permitem estados mais profundos de ampliação da consciência dificilmente experienciados com âncoras objetivas. Essas técnicas podem ser utilizadas com mais propriedade quando o praticante já consegue se manter com a atenção estável e relaxada por períodos mais prolongados de tempo. Da mesma forma que na corrida, treinos com estímulos adequados e constância na prática são fundamentais para o caminho meditativo.

Um dia desses, eu estava passeando com meu cachorro e vi uma mãe levando seus dois filhos pequenos para a escola. O menorzinho deveria ter uns 3 anos de idade. Ele andou um pouco, se distraiu com uma folha que estava no chão e a mãe gentilmente o chamou para seguirem. Dali a pouco, ele viu meu cachorro e saiu correndo para brincar. A mãe novamente o chamou para que seguisse caminhando em direção à escola e não para trás, onde eu estava. Pouco tempo depois, o menininho acelerou em direção à rua e carinhosamente foi convidado a diminuir o ritmo e voltar ao caminho. O irmão mais velho, por volta dos seus 6 anos de idade, parecia já ter percorrido o trajeto muitas vezes e ia tranquilo, mesmo que em alguns momentos também se distraísse. Rapidamente, ele retomava a rota. Observando a cena, reconheci que a vida é como o caminho para a escola e para o crescimento pessoal. E a mente é como esse garotinho de 3 anos, correndo, olhando para trás, se distraindo sem saber ao certo qual rumo seguir. A meditação funciona como a mãe, uma figura carinhosa e paciente que nos direciona rumo ao aprendizado e ao desenvolvimento. Quanto mais vezes percorremos o caminho, mais fácil ele se torna.

Um dos objetivos da meditação é justamente o equilíbrio da atenção, mantendo a mente sem agitação nem tédio, mas com vivacidade e presença. Imagine que maravilhoso seria conduzir a vida sem se deixar levar o tempo todo por pensamentos, emoções e ações que não escolhemos de fato! A presença é algo extremamente precioso, traz qualidade ao nosso ser e permite viver a partir de escolhas feitas de maneira consciente e clara. Meditar é treinar a atenção a fim de cultivar presença. Como dizia o filósofo Malebranche já no século XVII, "a atenção é a prece natural da alma".

14

Dos mosteiros para o consultório: os benefícios da meditação para a saúde

Ontem, eu estava andando pelo condomínio em que moro e vi uma garotinha de uns 8 anos de idade sentada em um banco com as pernas cruzadas, os olhos fechados, as mãos apoiadas nos joelhos, indicador e dedão unidos, fingindo que meditava, enquanto os garotos a atormentavam andando de bicicleta. Achei graça e refleti sobre como a meditação vem se tornando algo presente em nossa cultura. Pouco tempo atrás, quando pensávamos nessa prática, a primeira imagem que vinha à cabeça era a de um monge.

Recebo no consultório muitas pessoas que querem meditar. Entendo a meditação tanto como um recurso diagnóstico quanto terapêutico. É um recurso diagnóstico pois, por meio da prática, conseguimos reconhecer mais facilmente o que acontece com nós mesmos e identificar com mais precisão as necessidades físicas e emocionais de cada momento. Ao mesmo tempo que nos ajuda a esclarecer como estamos, é terapêutica também, já que altera a biologia do nosso corpo para um melhor modo de funcionamento. Esse equilíbrio de corpo e mente permite reduzir sintomas, prevenir doenças e cultivar saúde.

14 DOS MOSTEIROS PARA O CONSULTÓRIO: OS BENEFÍCIOS DA MEDITAÇÃO PARA A SAÚDE

São tantos os benefícios que mencionei ao longo dos capítulos que considero válido fazer um compilado.

A meditação é muito boa para uma melhora da capacidade cognitiva. O treino regular modifica o funcionamento de algumas áreas cerebrais, como córtex pré-frontal e hipocampo, aprimorando a capacidade de foco e concentração, o que tem impacto direto na melhora da memória e do aprendizado. Por isso é comum que executivos de alta *performance* e atletas busquem a meditação para melhorar a atenção. Steve Jobs, William Ford, Michael Phelps e Rafael Nadal são exemplos disso.

Alguns estudos também mostram que a meditação pode ajudar pessoas com transtorno do déficit de atenção e hiperatividade (TDAH), não só porque melhora a atenção, mas, principalmente, por regular os impulsos emocionais, que podem ser um desafio para quem tem TDAH.

Ainda falando sobre o funcionamento da mente, a meditação contribui também para diminuir sintomas de depressão e ansiedade, por isso pode ser uma aliada no tratamento dessas condições.[1] No caso da depressão, a meditação ajuda a evitar que os sintomas retornem ao longo do tempo, o que chamamos de recaída. Já para a ansiedade, a meditação é eficaz para treinar o reconhecimento de que estamos nos envolvendo em pensamentos de antecipação e nos trazer de volta para o que está acontecendo de fato.

A prática frequente contribui, ainda, para a regulação das funções corporais, para um funcionamento mais equilibrado do organismo. Ela pode ser utilizada como parte do tratamento da pressão alta[2] e de doenças do metabolismo.[3] O sistema imunológico também se beneficia, pois passa a funcionar de maneira mais eficaz no combate a infecções e na resposta a vacinas, por exemplo. Pode haver ainda um maior controle dos sintomas de doenças autoimunes,[4] já que essas doenças estão muito relacionadas ao estresse.

Falando em estresse, sabe-se que a meditação reduz os efeitos prejudiciais do estresse crônico. Por conta desse efeito, ela pode ser utilizada de forma integrada ao tratamento de doenças que são agravadas por ele. Grandes sociedades médicas, como a American Heart Association (AHA) e a American Society for Clinical Oncology (ASCO), recomendam essa prática como parte do cuidado para reduzir o risco de doenças cardiovasculares,[5] dar suporte a pessoas que querem parar de fumar e minimizar sintomas relacionados ao tratamento do câncer.[6]

As técnicas meditativas contribuem também para o controle da dor crônica,[7] como enxaquecas, dor lombar e fibromialgia, já que promovem uma redução da liberação de substâncias que causam inflamação e um aumento do relaxamento muscular. O principal benefício nessas condições, entretanto, é a mudança da percepção que a pessoa tem sobre sua dor, capaz de reduzir o desconforto emocional causado por ela e melhorar a qualidade de vida.

Os efeitos da meditação em saúde podem, então, ser divididos em três grandes grupos: benefício "imediato", benefício de longo prazo e possíveis riscos. No primeiro grupo, a meditação é muito boa para melhora da capacidade de foco e concentração, equilíbrio das funções corporais e controle da dor crônica. Com poucos dias ou semanas de prática, já é possível perceber impactos sobre esses aspectos. No segundo grupo, encontram-se as questões relacionadas à saúde mental, como depressão e ansiedade. A meditação é eficaz nesses casos, mas são necessários meses de prática para que os efeitos sejam sustentados. O terceiro grupo, por sua vez, é aquele em que a meditação precisa ser usada com cautela para reduzir os riscos de efeitos não desejados. Nele, encontram-se pessoas com quadros de esquizofrenia, aquelas que fazem uso de drogas estimulantes do sistema nervoso central (como cocaína) e pessoas com histórico de traumas graves ou ideação suicida.

Existem registros da prática de meditação há pelo menos mais de 2 mil anos. Seu objetivo inicial nas tradições religiosas e filosóficas não era tratar enfermidades, mas hoje sabemos que ela ajuda a reduzir sintomas, prevenir doenças e promover saúde. O propósito principal da meditação sempre foi, e ainda é, o desenvolvimento pessoal. A partir da prática regular, fortalecemos a qualidade da atenção e não nos deixamos levar pelas aflições e distrações da vida cotidiana. Criamos assim uma intimidade com o funcionamento da nossa mente, o que nos torna mais aptos a observar nossos pensamentos recorrentes e nossas reações automáticas. Essas observações, por sua vez, nos ajudam a identificar quais são os pontos em que podemos nos desenvolver e quais qualidades queremos cultivar.

Enquanto aperfeiçoamos a atenção para o que acontece no mundo interno, como consequência nos tornamos também mais atentos e percebemos de forma mais abrangente o que acontece no mundo externo. Passamos a observar melhor, nos tornamos mais empáticos com as pessoas ao nosso redor e ficamos mais cuidadosos com o ambiente em que vivemos. Como diz a professora Lia Diskin, nos tornamos uma presença mais amigável no mundo – e esse é o maior benefício que a meditação traz!

Como meditar

15

O caminho se faz ao andar

Depois de tantas páginas, você deve estar se perguntando: *já entendi que a meditação traz todos esses benefícios, mas quando é que a Regina vai me ensinar a meditar?*. Conheço muitas pessoas que tentaram aprender meditação em livros, vídeos ou áudios e se frustraram. Eu mesma nunca consegui ler um livro e fazer a prática descrita nele. Os livros me parecem ser uma excelente forma de inspiração e motivação – e foi esse o meu propósito ao escrever estas páginas. Eu nasci e fui criada em uma família de educadores. Acredito no ensino realizado de professor para aluno, no *tête-à-tête* mesmo. Foi assim que aprendi a meditar e é assim que sugiro que você também o faça.

Mas quero deixar aqui algumas sugestões práticas, caso seu entusiasmo tenha sido o suficiente para começar a meditar. Procure um professor (ou grupo) com quem você sinta afinidade e aprenda uma técnica de meditação. Ler sobre meditação não nos faz meditar, tampouco traz os seus benefícios. Há um bonito texto do poeta espanhol Antônio Machado que diz: "Caminhante, não há caminho. O caminho se faz ao andar". Assim é também com a meditação. Para meditar, você precisa de uma técnica, disciplina gentil e nada de expectativas.

TÉCNICA

Talvez você já tenha tentado praticar e não tenha conseguido porque até agora não sabia ao certo o que era meditação ou porque não tinha aprendido corretamente como meditar usando o *looping* operacional que expliquei no Capítulo 4, com a âncora e o relaxamento da lógica. Entender bem como executar esse ciclo e conhecer a técnica que você está usando (a receita do bolo) são atitudes essenciais.

Outro aspecto importante é por quanto tempo meditar. Não há um número mágico e também ainda não existem estudos comparando diferentes tempos de prática para sabermos a "dose ideal". O que já se sabe é que a partir de doze minutos ao dia é possível perceber melhora da atenção, principalmente em situações de estresse.[1] Também se sabe que quanto maior for o tempo diário dedicado à prática, maiores serão os benefícios no que se refere à percepção de bem-estar, à qualidade de presença e à redução do estresse percebido.[2] A maioria dos estudos utilizam tempos de meditação de 20-40 minutos diários. Eu sugiro que medite no mínimo doze minutos ao dia e que nos primeiros meses não passe dos quarenta minutos, pois um tempo longo pode ser cansativo e desestimulante. É melhor você se dedicar a praticar o maior número de dias da semana possível, mesmo que por um tempo mais curto, do que fazer uma prática longa, mas só de vez em quando.

Assim como no exercício físico, fazer um aquecimento antes de começar sua técnica de meditação ajuda muito. Procure fazer algo que te permita aterrissar no aqui e no agora e funcione como um degrau para corpo e mente se prepararem para iniciar a prática. Você pode usar muitas coisas como aquecimento: varredura observando o corpo, alongamento, Ioga, banho relaxante, ler algumas páginas de um livro inspirador. Experimente algumas atividades para entender qual delas funciona para você. A ideia é que o corpo já comece a ativar a resposta de relaxamento e a mente vá desacelerando. Assim, você não vai se sentar para meditar "a mil por hora" com a expectativa de desacelerar em um segundo.

DISCIPLINA

Se o seu problema é lembrar de meditar, você pode associar a meditação a algum hábito que já tem, algo que faça todo dia como parte da sua rotina. Você pode, por exemplo, meditar depois do banho ou quando encerrar o dia de trabalho. Os estudiosos dos hábitos utilizam essa estratégia para consolidar um novo comportamento a partir de outro que você já tenha bem estabelecido. Eu gosto de meditar logo ao acordar. Levanto, escovo os dentes, tomo uma xícara de café, dou uma boa alongada no corpo e sento para a minha prática. Essa xícara de café já era um hábito que eu tinha muitos anos antes, então funcionou bem para mim.

Outro comportamento que facilita é manter um horário regular. É mais fácil de lembrar, o seu corpo se acostuma, fica condicionado e você já programa o dia contando com aquele tempo. Talvez você precise testar alguns horários até encontrar o ideal. Como eu já contei, para mim funciona bem de manhã, nos primeiros momentos do dia. Algumas pessoas podem se sentir sonolentas nesse horário e não conseguir manter a atenção. Nesse caso, praticar no final do dia talvez seja melhor. Por outro lado, no final do dia pode ser que você esteja muito cansado e não consiga. Alguns alunos meus já me contaram que gostam de começar a trabalhar um pouco e aí fazem uma pausa para meditar. Assim, eles se sentem mais despertos, mas ainda não estão com a cabeça muito cheia. Enfim, não existe uma regra. Mais uma vez, é bom testar e encontrar aquilo que funciona para você. (Ah, e é claro que se um dia você não meditar no seu horário de costume, está tudo bem praticar em outro horário.)

Tem gente que se anima para meditar, mas desiste depois de algumas semanas. Eu já me senti assim. Isso acontece não só com a meditação, mas com vários hábitos que tentamos iniciar. Um bom antídoto para que não aconteça desta vez é saber o motivo pelo qual você quer meditar. Talvez seja porque você quer diminuir o estresse ou ter mais equilíbrio. Eu medito porque quero criar intimidade com a minha mente e perceber melhor como ela funciona para não me sentir refém dela. Naqueles dias em que me dá preguiça ou desânimo, saber o meu porquê me ajuda a sentar na almofada e praticar. Reconhecer essa motivação também faz com que eu coloque a meditação como prioridade na agenda, assim não há espaço para a justificativa de que não tenho tempo. Gosto de me lembrar desse porquê logo antes de começar a técnica. Isso me faz persistir naqueles dias em que a cabeça está mais acelerada e tenho a sensação de que a meditação não está funcionando.

Algumas pessoas desistem de meditar por se sentirem sozinhas, sem ter com quem trocar experiências. A meditação é uma prática pessoal, algo que a gente faz sozinho mesmo, mas é muito gostoso poder conversar com alguém ou esclarecer dúvidas que às vezes aparecem. Se esse é o seu caso, ler livros relacionados ao assunto e assistir a palestras e aulas pode ser bem positivo. Você também pode convidar seus amigos para começarem a meditar e, assim, um motivar o outro. Participar de um grupo também é legal. Você pode procurar um perto da sua casa, um professor com quem se identifica ou uma comunidade *on-line*.

Importante: lembre-se da sua motivação pessoal e de que o caminho da meditação não é uma linha reta. Os resultados virão aos poucos.

GENTILEZA

A gentileza é o terceiro pilar para você se tornar um meditador. Gosto de pensar na mente humana como um filhote de labrador: ele é fofo, mas é grande e destrambelhado. Para educá-lo, é necessário ter paciência e gentileza. Gritar não resolve, ser severo demais não resolve, ser estúpido também não resolve. Quando somos agressivos com o filhote, ou ele fica agressivo de volta com a gente, ou fica com tanto medo que se traumatiza. Ao educar um filhote de labrador, é preciso ter disciplina, sim, mas ela vem acompanhada de gentileza e amor. Assim é com a nossa mente. Tentar controlar os pensamentos, ser severo e crítico com a sua prática, ser exigente demais com você não são atitudes que combinam com o caminho da meditação. Soltar, largar, deixar ir embora os pensamentos, retornar com gentileza para a âncora, fazer do seu momento de prática um ato de cuidado com você mesmo – esses, sim, são comportamentos que combinam com o caminho.

A gente imagina que vai ficar bastante relaxado quando meditar, que vai sentir uma grande sensação de paz, que algo muito mágico vai acontecer quando fecharmos o olho... A verdade, no entanto, é que a meditação não faz mágica. Você não passa a resolver seus problemas instantaneamente, o estresse não desaparece da sua vida, você provavelmente não terá experiências extraordinárias. A meditação tem muito mais a ver com nos trazer para um estado fisiológico de equilíbrio. No início, precisamos ficar atentos para manter a âncora, percebemos a enorme agitação dentro da nossa cabeça e a inquietação no corpo – e nada extraordinário acontece. Pois é isso, exatamente isso, que é meditar. Um dos fatores mais comuns que fazem as pessoas se frustrarem são as expectativas criadas! Meditar, principalmente para quem está começando, pode não ser fácil, nem relaxante, nem tão gostoso.

No início, é preciso fazer um esforço para manter a atenção na âncora, para executar corretamente o *looping*. Com o tempo, a atenção fica focada com mais facilidade, sem tanto esforço, até que em um certo momento você mantém uma atenção relaxada, percebendo pensamentos, emoções e sensações sem se envolver com eles. Meditar não é parar de pensar. Tome isso com um mantra para usar sempre que estiver desanimando.

Algo que ajudou demais a mudar minha relação com a meditação foi entender que, quando eu me sento para meditar, estou apenas entrando em contato com aquilo que acontece dentro de mim. Alguns dias, o que eu encontro é uma grande confusão de pensamentos. Em outros, é um cansaço do corpo. Algumas vezes, me deparo com uma paisagem interna mais calma, como uma brisa suave. Isso não depende de como foi meu dia ou da agenda que vem pela frente. Essa postura interna de não criar expectativas e apenas observar aquilo que se apresenta a cada prática, sem julgar, fez com que eu precisasse de muito menos esforço para meditar. A técnica é fundamental e a gente nunca pode esquecê-la ou abandoná-la no meio do caminho. Junto com a técnica, essa postura interna de observação é o "pulo do gato" para tornar a meditação sua companheira de vida!

CONSIDERAÇÕES FINAIS

Aqui, compartilhei com você aquilo que aprendi ao longo dos anos estudando, mas principalmente meditando. Meditar é uma prática, é algo que a gente experimenta e aprende fazendo.

Tenho uma amiga querida, a Rachel Melo, que ensina meditação para crianças em escolas por meio do projeto Crescendo Zen. Aprendi com ela que meditar é um projeto de vida. Com a prática regular, podemos nos observar com mais clareza, mudar a relação com os sintomas que nos visitam e estabelecer um novo modo de perceber e interagir com o mundo. Apesar de todas as melhorias que a meditação traz para a saúde, seu principal benefício é fazer com que nos tornemos mais conscientes e presentes na vida, permitindo que sejamos melhores presenças no mundo.

Desde 2016, quando conheci o Seu Fernando, uso a meditação não só como uma prática para me cuidar, mas também como um recurso que contribui para a integridade e o bem-estar dos pacientes que acompanho. E busco inspirar outros profissionais de saúde a fazerem o mesmo. Não canso de dizer ao longo dessa jornada: **saúde é algo que a gente cultiva todos os dias**.

Após algum tempo meditando, continuo aprendiz e sempre serei. Nos primeiros anos de prática, notava com facilidade a melhora de sintomas físicos e, principalmente, me sentia menos estressada. Com o passar do tempo, observei que não foi o estresse que diminuiu, mas a minha capacidade de lidar com ele aumentou, uma característica conhecida como resiliência. Mudei a maneira de me relacionar com os desafios. O que acontece com quem adoece e tem uma prática regular de meditação é bem parecido. Os sintomas muitas vezes não deixam de existir, mas a capacidade de se relacionar com eles muda e conviver com a doença se torna mais tranquilo. Eu acredito que saúde é a capacidade de adaptação do corpo, das emoções e da mente às mudanças e aos desafios que o mundo nos traz. Com certeza, a meditação é uma metodologia que ensina a nos adaptarmos, por isso a considero uma forma de cultivar a saúde.

Passados mais alguns anos, começo a perceber em mim o florescimento de características menos tangíveis, como a paciência, o bom senso, a generosidade e a gentileza. Isso mudou minhas relações pessoais tanto quanto o meu jeito de trabalhar como médica. Sigo atuando como hematologista e ensinando meditação para pessoas que queiram associar essa prática ao seu cuidado. Ao escrever este livro, retomei o contato com muitos dos pacientes que acompanhei, relembrando histórias e momentos preciosos que vivemos. Um deles me disse: "Eu realmente gosto muito da senhora, é alguém muito importante para mim. Sempre me olhou como uma pessoa, não como uma doença". É de um valor inestimável poder fazer parte da vida das pessoas assim e hoje percebo que a meditação é o treino diário que me possibilita esse tipo de conexão.

Comecei este livro fazendo um convite para que, através da prática da meditação, você fizesse uma investigação em primeira pessoa dos benefícios que ela poderia trazer. Encerro fazendo novamente esse convite. Afinal, este livro é apenas o começo do caminho e o caminho se faz ao andar.

Depoimentos

Ao longo deste livro você teve contato com a minha vivência com a meditação como praticante, médica e professora, como também com o que a Ciência vem estudando sobre essa prática.

Nas próximas páginas, no entanto, eu quero te mostrar como a meditação impactou alguns dos pacientes que acompanhei, bem como profissionais de saúde que foram meus alunos.

Espero que essas palavras sejam inspiradoras para você.

CAROLINA SILVA

Como médica, estou sempre me preocupando com algo: demandas do trabalho, pacientes, dar conta da agenda, cuidar da filha, da casa, dos meus pais... A meditação me permite não apenas fazer uma pausa e pacificar minha mente e pensamentos, mas também estar focada em mim mesma e ninguém mais. E a sensação que tenho é: "uau, como é bom estar aqui!". Para mim, é como "resetar" a mente. Meditar definitivamente muda (para muito melhor) meu dia e minha relação com todas as outras coisas e pessoas.

ÂNGELA CAMPOPIANO SILVA

Meditar, para mim, é dar um descanso para a alma. São alguns minutos mágicos nos quais consigo relaxar um pouco. Meditar não é fácil. Até hoje, depois de alguns anos (acho que uns quatro), tenho algumas dificuldades. Em alguns períodos, pratico sozinha; em outros, quando estou mais estressada (esperando resultados de exames ou consultas com o oncologista), faço meditação guiada. Sei que não é o mais indicado, mas me ajuda bastante com a ansiedade.

É uma insistência que vale a pena. Meditar me ensina a relaxar o corpo e dar folga para os pensamentos com relação ao câncer. E nos relacionamentos com a família e no trabalho, percebo claramente uma mudança no meu comportamento. É um momento de amor para comigo mesma.

JOSÉ HENRIQUE DA SILVA NETO

Meditação sempre foi algo pelo qual me interessei, mas nunca havia introduzido uma prática regular.

Ao começar a estudar medicina do estilo de vida, comecei a considerar ainda mais essa ferramenta. Quando fiz o curso da Regina, Meditação na Prática Clínica, consegui ter informações suficientes sobre a fisiologia da atenção e sobre como a meditação afeta a saúde física e mental.

A partir daí, busquei introduzir uma prática diária, enfrentei e ainda enfrento alguns desafios para mantê-la, mas cada vez mais isso está consolidado na minha rotina.

Hoje, consigo notar que a minha aceitação com o que está ocorrendo no momento presente aumentou bastante, me vejo em uma posição de observador e consigo aceitar o que está à minha frente (sem ser passivo, mas sem brigar com o que é fato). Outra coisa que melhorou muito foi a minha reatividade. Hoje, sinto que consigo dar respostas mais adequadas às situações e, mesmo quando volto ao padrão de reatividade, consigo percebê-lo rapidamente e responder de forma mais adequada.

Senti também uma diminuição de ansiedade, um aumento de foco que refletiu inclusive na minha prática esportiva (sou maratonista e me percebo mais presente nos treinos longos, entrando em estado de *flow* e diminuindo a briga mental nesses treinos).

Por último, sinto que consigo abordar mais sobre o assunto, explicar e recomendar para os pacientes. Por estar praticando, também consigo ter mais empatia com relação aos obstáculos enfrentados na tentativa de incluir a meditação na rotina.

Estou apenas no início da minha jornada. Vejo muito potencial nessa ferramenta, quero me aprofundar cada vez mais e a Regina é uma referência e uma inspiração para mim.

CANDELÁRIA JANONI

Gostaria de compartilhar a minha experiência com a abordagem integrativa na medicina quando recebi, em 2016, o diagnóstico de câncer de mama. Foi a Dra. Regina Chamon que me apresentou essa possibilidade.

Com seus estudos e formação em medicina integrativa, ela me ensinou que a saúde é um estado de equilíbrio entre corpo, mente e espírito. Eu precisava estar bem para seguir em frente com o tratamento. Seus métodos, como meditação e controle da respiração, me ajudaram no contexto do tratamento oncológico.

Com os ensinamentos e a experiência pessoal, levei a técnica aprendida para a vida profissional, na minha atuação escolar dentro da disciplina Habilidade Socioemocional, destacando a importância de uma abordagem holística para promover a saúde e o bem-estar.

Essa perspectiva não apenas trata os sintomas, mas investe na criação de uma base sólida para o florescimento emocional e acadêmico.

Agradeço e estou confiante de que essa abordagem pode continuar a inspirar mudanças positivas em nossas comunidades escolares, proporcionando aos alunos as ferramentas necessárias para prosperar em todas as áreas de suas vidas.

Agradeço à Dra. Regina pela oportunidade de compartilhar minha visão e experiência.

CAROLINA SARMENTO

Minha experiência mais rica com práticas de respiração e meditação remonta à época mais desafiadora da minha vida: a pandemia de Covid-19. Especialmente no primeiro ano, quando ainda não havia vacina, os conhecimentos sobre manejo e tratamentos estavam em desenvolvimento e havia um receio gigante de sermos contaminados, especialmente entre nós, profissionais de saúde amplamente expostos nos "covidários" e nas UTI.

A ansiedade, o medo, o cansaço, o esgotamento, o estresse e a dificuldade de relaxar e se concentrar eram as constantes diárias de todos nós. Não era simples lidar com tudo isso, seguir na lida e no cuidado de pacientes, viver preocupado com cuidar bem, não ser vetor de transmissão para outros e para os seus, se proteger para minimizar riscos de contágio, e não pirar.

Percebia entre meus pares e colaboradores a tensão, a apreensão e o temor todo o tempo. A doença estava ali na nossa frente. Ver as pessoas sofrendo, agravando e morrendo era terrível e não havia bom estado psicológico que durasse por tanto tempo. Com o passar dos dias, íamos cuidando e assistindo conhecidos, familiares e até pessoas do nosso time, profissionais que antes estavam do lado de cá do balcão e ao nosso lado na labuta.

Então entendi que poderia ser útil levar um pouco de relaxamento e manejo de estresse para dentro do nosso cenário; eu tinha um conhecimento simples e razoável que aprendi com a Rê e trouxe para a rotina de práticas pessoais. Topei conduzir diariamente uma sessão de dez minutos de relaxamento e respiração guiada para os times com os quais eu trabalhava. Os dez minutos viraram quinze, que depois viraram vinte e até trinta minutos nos dias que podíamos nos dar ao luxo de um tantinho a mais de tempo respirando e meditando.

Tudo isso que estou contando se dava dentro dos ambientes onde assistíamos pacientes com Covid, com todos paramentados, de máscara N95, sem conseguir experimentar a delícia de respirar livre e tranquilamente. Apesar disso tudo, era muito benéfico e afirmo, sem medo de errar, que esses tempos de pausa foram eficientes para ajudar a manejar o estresse e silenciar um pouco a mente, que vivia acelerada demais. Parecia pouco, mas essa prática de cuidado, de empatia, de nos atentarmos para os nossos pares e tentarmos, cada um, promover bem-estar e um pouco de relaxamento nos tempos de crise, permitiu que estivéssemos mais aptos a seguir e passar por essa situação, dia após dia.

Pude experimentar claramente o tanto que as pausas, o autocuidado, o bom manejo de crise e as maneiras diárias implementadas para descompressão puderam ser úteis para sobrevivermos aos tempos de desafio. Há uma grande diferença positiva em cuidar de quem está à nossa volta, no nosso time e ao nosso lado no batente diário: isso também é cuidar da gente.

KÁTIA GUARDIA

A meditação sempre foi uma prática intangível para mim, uma vez que, me percebendo como uma pessoa hiperativa física e mentalmente, eu pensava ser impossível um dia conseguir me sentar e fazer a minha mente "parar de pensar".

Foi então que o câncer surgiu e, mesmo sendo uma doença séria e assustadora, contrariando narrativas, veio com ele um monte de coisas boas. Acreditem. Entre elas, tive a oportunidade de ser apresentada pela Dra. Regina Chamon à prática da meditação como parte do tratamento integrativo.

De imediato, a coisa mais incrível que aprendi é que "a mente não para de pensar", mas que, sim, eu poderia gentilmente permitir que os pensamentos fossem chegando e depois deixar que partissem, sem julgamento ou problematização. Somado a isso, o fato de exercitar o controle da respiração, bem como a realização do escaneamento corporal antes da prática, tem me ajudado imensamente no processo de controle de emoções de maneira gentil e compassiva, principalmente comigo, mas também com as pessoas ao meu redor.

JULIANA RINALDIS LAURENTIS

Conheci a Dra. Regina em 2016, ano em que tive meu primeiro diagnóstico de câncer de mama. Ela fazia parte da equipe de cuidados integrativos da clínica onde eu fazia o tratamento.

Apesar de já ter uma ideia do que era a meditação, desconhecia seus efeitos terapêuticos em tratamentos como a quimioterapia. Aos poucos, fui aprendendo a meditar e, apesar de ainda estar longe da prática constante, considero uma excelente ferramenta de autoconhecimento e compaixão.

E aqui estou eu, oito anos após o diagnóstico, aprendendo, colocando em prática e sendo gentil comigo mesma nesse processo!

BRUNA TACONI

Sou uma pessoa muito ansiosa e isso só se agravou com o meu histórico de cânceres ao longo da vida, ocasionados por uma mutação genética.

A meditação transformou a minha vida por meio das leituras voltadas à atenção plena e dos exercícios de respiração e concentração. Ao longo da prática, comecei a perceber que o corpo sentia falta de meditar, de desacelerar, de focar no presente e de relaxar.

Com o tempo, aprendi que os pensamentos não sumiriam totalmente e que eu precisava ser gentil com o processo e com a minha mente, mesmo sendo muito difícil até hoje. Também percebi que ganhei mais consciência corporal.

A respiração no diafragma, por meio da inspiração e da expiração pelo nariz, para mim, tornou-se um hábito natural e relaxante. Isso também aconteceu com o olhar para o presente focando nas coisas simples do dia a dia e fortalecendo a minha atenção para o agora, por exemplo, para coisas ligadas à natureza. Com isso, ressignifiquei a prática da meditação.

Agradeço muito à Dra. Regina por me ensinar e ajudar nesta jornada da vida.

PATRÍCIA ROMANO

A meditação tem sido um grande suporte no meu tratamento do câncer de mama. Desde a época da quimioterapia, quando eu não tinha energia para tentar sequer algumas posturas de Ioga, foi a meditação que se tornou minha ferramenta de suporte para sentir que aquele não era um dia perdido. Um sentimento de satisfação brota a cada dia depois de sentar, fechar os olhos e ficar ali me ancorando na respiração por alguns minutos. Mesmo que os pensamentos sempre apareçam durante a prática (e eles virão!), seguir praticando também me ajuda nas situações de picos de insegurança ou ansiedade, por exemplo quando eu precisava enfiar uma agulha na mama que ficaria lá por 21 horas para guiar a cirurgia de quadrandectomia do dia seguinte, o coração acelerava descontroladamente. Nestes momentos, já ter praticado com a Dra. Regina o uso da respiração como referência de ancoragem, me permitiu voltar a um estado de calma, ainda que permanecendo fisicamente ali no mesmo ambiente. Agradeço muito a esta prática incrível, de leveza fortalecedora, e à Dra. Regina Chamon pela condução primorosa e gentil do uso da meditação como ferramenta para lidar com os furacões que passam pela nossa vida.

Referências bibliográficas

Capítulo 1 Das cavernas aos tomógrafos: uma breve história da meditação

1. Davanger S, Eifring H, Hersoug AG. Fighting stress: reviews of meditation research. Oslo, Noruega: ACEM Meditation International; 2008.
2. Johnson W. Do xamanismo à ciência: uma história da meditação. São Paulo: Cultrix; 1990.
3. Benson H, Beary JF, Carol MP. The relaxation response. Psychiatry. 1974;37(1):37-46.
4. Kabat-Zinn J, Lipworth L, Burney R. The clinical use of mindfulness meditation for the self-regulation of chronic pain. J Behav Med. 1985; 8(2):163-190.
5. Cardoso R, de Souza E, Camano L, Leite JR. Meditation in health: an operational definition. Brain Res Brain Res Protoc. 2004;14(1):58-60.

Capítulo 2 Anatomia da atenção

1. Garner KG, Dux PE. Knowledge generalization and the costs of multitasking. Nat Rev Neurosci. 2023;24(2):98-112.

2. Jha AP. Sagaz: encontre seu foco e mude sua vida em 12 minutos por dia. Rio de Janeiro: Principium; 2022.
3. James W. The principles of psychology, vol. II. Nova York: Dover; 1958.
4. Corbetta M, Patel G, Shulman GL. The reorienting system of the human brain: from environment to theory of mind. Neuron. 2008;58(3):306-324.
5. Lent R, Azevedo FA, Andrade-Moraes CH, Pinto AV. How many neurons do you have? Some dogmas of quantitative neuroscience under revision. Eur J Neurosci. 2012;35(1):1-9.
6. Killingsworth MA, Gilbert DT. A wandering mind is an unhappy mind. Science. 2010;330(6006):932.
7. Taylor VA, Daneault V, Grant J, Scavone G, Breton E, Roffe-Vidal S, et al. Impact of meditation training on the default mode network during a restful state. Soc Cogn Affect Neurosci. 2013;8(1):4-14.

Capítulo 3   Estresse: o mal do século?

1. Dusek JA, Benson H. Mind-body medicine: a model of the comparative clinical impact of the acute stress and relaxation responses. Minn Med. 2009;92(5):47-50.
2. Arnsten AF. Stress signaling pathways that impair prefrontal cortex structure and function. Nat Rev Neurosci. 2009;10(6):410-422.
3. Dhabhar FS. Effects of stress on immune function: the good, the bad, and the beautiful. Immunol Res. 2014;58(2-3):193-210.
4. Dhabhar FS. The short-term stress response: mother nature's mechanism for enhancing protection and performance under conditions of threat, challenge, and opportunity. Front Neuroendocrinol. 2018;49: 175-192.
5. Picard M, McEwen BS, Epel ES, Sandi C. An energetic view of stress: focus on mitochondria. Front Neuroendocrinol. 2018;49:72-85.
6. Liu YZ, Wang YX, Jiang CL. Inflammation: the common pathway of stress-related diseases. Front Hum Neurosci. 2017;11:316.
7. Epel ES, Blackburn EH, Lin J, Dhabhar FS, Adler NE, Morrow JD, et al. Accelerated telomere shortening in response to life stress. Proc Natl Acad Sci U S A. 2004;101(49):17312-5.
8. Epel E. The stress prescription: seven days to more joy and ease. Nova York: Penguin Books; 2022.

9. Roozendaal B, McEwen BS, Chattarji S. Stress, memory and the amygdala. Nat Rev Neurosci. 2009;10(6):423-433.
10. Adam TC, Epel ES. Stress, eating and the reward system. Physiol Behav. 2007;91(4):449-458.
11. Zellner DA, Loaiza S, Gonzalez Z, Pita J, Morales J, Pecora D, et al. Food selection changes under stress. Physiol Behav. 2006;87(4):789-793.
12. Rangan C. The stress solution: the four steps to reset your body, mind, relationships and purpose. Reino Unido: Penguin Random House; 2018.
13. McCorry LK. Physiology of the autonomic nervous system. Am J Pharm Educ. 2007;71(4):78.
14. Wallace RK, Benson H, Wilson AF. A wakeful hypometabolic physiologic state. Am J Physiol 1971;221(3):795-799.
15. Huber M, Knottnerus JA, Green L, van der Horst H, Jadad AR, Kromhout D, et al. How should we define health? BMJ. 2011;343: d4163.

Capítulo 4 Afinal, o que é meditação?

1. Damasio A, Damasio H. Homeostatic feelings and the biology of consciousness. Brain. 2022;145(7):2231-2235.
2. Dietrich A. Functional neuroanatomy of altered states of consciousness: the transient hypofrontality hypothesis. Conscious Cogn. 2003; 12(2):231-256.
3. Cardoso R, Leite JR. Possibilidades da meditação na gravidez. In: Bortoletti FF, Moron AF, Bortoletti Filho J, Nakamura MU, Santana RM, Mattar R. Psicologia na prática obstétrica. São Paulo: Manole; 2007.
4. Cardoso R, de Souza E, Camano L, Leite JR. Meditation in health: an operational definition. Brain Res Brain Res Protoc. 2004;14(1):58-60.
5. Cardoso R. Medicina e meditação: um médico ensina a meditar. 6. ed. São Paulo: MG Editores; 2016.
6. Klinger E. Daydreaming and fantasizing: thought flow and motivation. In: Markman KD, Klein WMP, Suhr JA, eds. Handbook of imagination and mental simulation. New York: Psychology Press; 2009. p. 225-239.
7. Ellamil M, Fox KC, Dixon ML, Pritchard S, Todd RM, Thompson E, et al. Dynamics of neural recruitment surrounding the spontaneous arising of thoughts in experienced mindfulness practitioners. Neuroimage. 2016;136:186-196.

Capítulo 5 Nem toda meditação é *Mindfulness*, nem todo *Mindfulness* é meditação

1. Kabat-Zinn J. An outpatient program in behavioral medicine for chronic pain patients based on the practice of mindfulness meditation: theoretical considerations and preliminary results. Gen Hosp Psychiatry. 1982;4(1):33-47.
2. Van Dam NT, van Vugt MK, Vago DR, Schmalzl L, Saron CD, Olendzki A, et al. Mind the hype: a critical evaluation and prescriptive agenda for research on mindfulness and meditation. Perspect Psychol Sci. 2018;13(1):36-61.
3. Fox KCR, Dixon ML, Nijeboer S, Girn M, Floman JL, Lifshitz M, et al. Functional neuroanatomy of meditation: a review and meta-analysis of 78 functional neuroimaging investigations. Neurosci Biobehav Rev. 2016;65;208-228.

Capítulo 6 Por dentro da meditação: o cérebro do meditador

1. McSpadden K. You now have a shorter attention span than a goldfish. Time. 2015. Disponível em: https://time.com/3858309/attention-spans-goldfish. [Acesso em 8 de janeiro de 2024].
2. Lazar SW, Kerr CE, Wasserman RH, Gray JR, Greve DN, Treadway MT, et al. Meditation experience is associated with increased cortical thickness. Neuroreport. 2005;16(17):1893-1897.
3. Hölzel BK, Carmody J, Vangel M, Congleton C, Yerramsetti SM, Gard T, et al. Mindfulness practice leads to increases in regional brain gray matter density. Psychiatry Res. 2011;191(1):36-43.
4. Kral TRA, Davis K, Korponay C, Hirshberg MJ, Hoel R, Tello LY, et al. Absence of structural brain changes from mindfulness-based stress reduction: two combined randomized controlled trials. Sci Adv. 2022; 8(20):eabk3316.
5. Fox KCR, Nijeboer S, Dixon ML, Floman JL, Ellamil M, Rumak SP, et al. Is meditation associated with altered brain structure? A systematic review and meta-analysis of morphometric neuroimaging in meditation practitioners. Neurosci Biobehav Rev. 2014;43:48-73.

6. Hasenkamp W, Barsalou LW. Effects of meditation experience on functional connectivity of distributed brain networks. Front Hum Neurosci. 2012;6:38.
7. Levinson DB, Stoll EL, Kindy SD, Merry HL, Davidson RJ. A mind you can count on: validating breath counting as a behavioral measure of mindfulness. Front Psychol. 2014;5:1202.
8. Newberg AB, Iversen J. The neural basis of the complex mental task of meditation: neurotransmitter and neurochemical considerations. Med Hypotheses. 2003;61(2):282-291.
9. Fox KC, Dixon ML, Nijeboer S, Girn M, Floman JL, Lifshitz M, et al. Functional neuroanatomy of meditation: a review and meta-analysis of 78 functional neuroimaging investigations. Neurosci Biobehav Rev. 2016;65:208-228.

Capítulo 7 O corpo na meditação: imunidade, genes, coração e metabolismo

1. Chida Y, Mao X. Does psychosocial stress predict symptomatic herpes simplex virus recurrence? A meta-analytic investigation on prospective studies. Brain Behav Immun. 2009;23(7):917-925.
2. Davidson RJ, Kabat-Zinn J, Schumacher J, Rosenkranz M, Muller D, Santorelli SF, et al. Alterations in brain and immune function produced by mindfulness meditation. Psychosom Med. 2003;65(4):564-570.
3. Cohen S, Tyrrell DA, Smith AP. Psychological stress and susceptibility to the common cold. N Engl J Med. 1991;325(9):606-612.
4. Dhabhar FS. The short-term stress response: mother nature's mechanism for enhancing protection and performance under conditions of threat, challenge, and opportunity. Front Neuroendocrinol. 2018;49:175-192.
5. Barrett B, Hayney MS, Muller D, Rakel D, Ward A, Obasi CN, et al. Meditation or exercise for preventing acute respiratory infection: a randomized controlled trial. Ann Fam Med. 2012;10(4):337-346.
6. Black DS, Slavich GM. Mindfulness meditation and the immune system: a systematic review of randomized controlled trials. Ann N Y Acad Sci. 2016;1373(1):13-24.
7. Buric I, Farias M, Jong J, Mee C, Brazil IA. What is the molecular signature of mind-body interventions? A systematic review of gene expression changes induced by meditation and related practices. Front Immunol. 2017;8:670.

8. Liu T, Zhang L, Joo D, Sun SC. NF-κB signaling in inflammation. Signal Transduct Target Ther. 2017;2:17023.
9. Bhasin MK, Dusek JA, Chang BH, Joseph MG, Denninger JW, Fricchione GL, et al. Relaxation response induces temporal transcriptome changes in energy metabolism, insulin secretion and inflammatory pathways. PLoS One. 2013;8(5):e62817.
10. Krittanawong C, Kumar A, Wang Z, Narasimhan B, Jneid H, Virani SS, et al. Meditation and cardiovascular health in the US. Am J Cardiol. 2020;131:23-26.
11. Levine GN, Lange RA, Bairey-Merz CN, Davidson RJ, Jamerson K, Mehta PK, et al. Meditation and cardiovascular risk reduction: a scientific statement from the American Heart Association. J Am Heart Assoc. 2017;6(10):e002218.
12. Conversano C, Orrù G, Pozza A, Miccoli M, Ciacchini R, Marchi L, et al. Is mindfulness-based stress reduction effective for people with hypertension? A systematic review and meta-analysis of 30 years of evidence. Int J Environ Res Public Health. 2021;18(6):2882.
13. Dusek JA, Benson H. Mind-body medicine: a model of the comparative clinical impact of the acute stress and relaxation responses. Minn Med. 2009;92(5):47-50.
14. World Health Organization. Tobacco key facts. 2023. Disponível em: https://www.who.int/news-room/fact-sheets/detail/tobacco. [Acesso em 8 de janeiro de 2024].
15. Tang YY, Tang R, Posner MI. Brief meditation training induces smoking reduction. Proc Natl Acad Sci U S A. 2013;110(34):13971-13975.
16. Jackson S, Brown J, Norris E, Livingstone-Banks J, Hayes E, Lindson N. Mindfulness for smoking cessation. Cochrane Database Syst Rev. 2022; 4(4):CD013696.
17. Adam TC, Epel ES. Stress, eating and the reward system. Physiol Behav. 2007;91(4):449-458.
18. World Health Organization. Obesity and overweight key facts. 2021. Disponível em: https://www.who.int/news-room/fact-sheets/detail/obesity-and-overweight. [Acesso em 8 de janeiro de 2024].
19. Ruffault A, Czernichow S, Hagger MS, Ferrand M, Erichot N, Carette C, et al. The effects of mindfulness training on weight-loss and health-related behaviours in adults with overweight and obesity: a systematic review and meta-analysis. Obes Res Clin Pract. 2017;11(5 Suppl 1):90-111.
20. Priya G, Kalra S. Mind-body interactions and mindfulness meditation in diabetes. Eur Endocrinol. 2018;14(1):35-41.

Capítulo 8   Dor: evitando a segunda flecha

1. Woo AK. Depression and anxiety in pain. Rev Pain. 2010;4(1):8-12.
2. Moseley JB, O'Malley K, Petersen NJ, Menke TJ, Brody BA, Kuykendall DH, et al. A controlled trial of arthroscopic surgery for osteoarthritis of the knee. N Engl J Med. 2002;347: (2)81-88.
3. Kabat-Zinn J, Lipworth L, Burney R. The clinical use of mindfulness meditation for the self-regulation of chronic pain. J Behav Med. 1985; 8(2):163-190.
4. Zeidan F, Adler-Neal AL, Wells RE, Stagnaro E, May LM, Eisenach JC, et al. Mindfulness-meditation-based pain relief is not mediated by endogenous opioids. J Neurosci. 2016;36(11):3391-3397.
5. Bushnell MC, Ceko M, Low LA. Cognitive and emotional control of pain and its disruption in chronic pain. Nat Rev Neurosci. 2013;14(7): 502-511.
6. Zeidan F, Baumgartner JN, Coghill RC. The neural mechanisms of mindfulness-based pain relief: a functional magnetic resonance imaging-based review and primer. Pain Rep. 2019;4(4):e759.
7. Riegner G, Posey G, Oliva V, Jung Y, Mobley W, Zeidan F. Disentangling self from pain: mindfulness meditation-induced pain relief is driven by thalamic-default mode network decoupling. Pain. 2023;164(2): 280-291.
8. Hilton L, Hempel S, Ewing BA, Apaydin E, Xenakis L, Newberry S, et al. Mindfulness meditation for chronic pain: systematic review and meta-analysis. Ann Behav Med. 2017;51(2):199-213.

Capítulo 9   Câncer: uma experiência contemplativa?

1. van den Beuken-van Everdingen MH, Hochstenbach LM, Joosten EA, Tjan-Heijnen VC, Janssen DJ. Update on prevalence of pain in patients with cancer: systematic review and meta-analysis. J Pain Symptom Manage. 2016;51(6):1070-1090.e9.
2. Danon N, Al-Gobari M, Burnand B, Rodondi PY. Are mind-body therapies effective for relieving cancer-related pain in adults? A systematic review and meta-analysis. Psychooncology. 2022;31(3):345-371.

3. Goldstein KM, Shepherd-Banigan M, Coeytaux RR, McDuffie JR, Adam S, Befus D, et al. Use of mindfulness, meditation and relaxation to treat vasomotor symptoms. Climacteric. 2017;20(2):178-182.
4. Büttner-Teleagă A, Kim YT, Osel T, Richter K. Sleep disorders in cancer: a systematic review. Int J Environ Res Public Health. 2021;18(21): 11696.
5. Suh HW, Jeong HY, Hong S, Kim JW, Yoon SW, Lee JY, et al. The mindfulness-based stress reduction program for improving sleep quality in cancer survivors: a systematic review and meta-analysis. Complement Ther Med. 2021;57:102667.
6. Chayadi E, Baes N, Kiropoulos L. The effects of mindfulness-based interventions on symptoms of depression, anxiety, and cancer-related fatigue in oncology patients: a systematic review and meta-analysis. PLoS One. 2022;17(7):e0269519.
7. Xunlin NG, Lau Y, Klainin-Yobas P. The effectiveness of mindfulness-based interventions among cancer patients and survivors: a systematic review and meta-analysis. Support Care Cancer. 2020;28(4):1563-1578.
8. Cillessen L, Johannsen M, Speckens AEM, Zachariae R. Mindfulness-based interventions for psychological and physical health outcomes in cancer patients and survivors: a systematic review and meta-analysis of randomized controlled trials. Psychooncology. 2019;28(12): 2257-2269.
9. Duval A, Davis CG, Khoo EL, Romanow H, Shergill Y, Rice D, et al. Mindfulness-based stress reduction and cognitive function among breast cancer survivors: a randomized controlled trial. Cancer. 2022; 128(13):2520-2528.
10. Oldacres L, Hegarty J, O'Regan P, Murphy-Coakley NM, Saab MM. Interventions promoting cognitive function in patients experiencing cancer related cognitive impairment: a systematic review. Psychooncology. 2023;32(2):214-228.
11. Greenlee H, DuPont-Reyes MJ, Balneaves LG, Carlson LE, Cohen MR, Deng G, et al. Clinical practice guidelines on the evidence-based use of integrative therapies during and after breast cancer treatment. CA Cancer J Clin. 2017;67(3):194-232.
12. Carlson LE, Ismaila N, Addington EL, Asher GN, Atreya C, Balneaves LG, et al. Integrative oncology care of symptoms of anxiety and depression in adults with cancer: Society for Integrative Oncology (ASCO) Guideline. J Clin Oncol. 2023;41(28):4562-4591.

Capítulo 10 Meditação e cognição: estratégias contemplativas para melhorar o desempenho mental

1. Barrett LF. The theory of constructed emotion: an active inference account of interoception and categorization. Soc Cogn Affect Neurosci. 2017;12(1):1-23.
2. Sterling P. Allostasis: a model of predictive regulation. Physiol Behav. 2012;106(1):5-15.
3. Wallace BA. A revolução da atenção: revelando o poder da mente focada. 4. ed. Petrópolis: Vozes; 2017.
4. Slagter HA, Lutz A, Greischar LL, Francis AD, Nieuwenhuis S, Davis JM, et al. Mental training affects distribution of limited brain resources. PLoS Biol. 2007;5(6):e138.
5. Poissant H, Mendrek A, Talbot N, Khoury B, Nolan J. Behavioral and cognitive impacts of mindfulness-based interventions on adults with attention-deficit hyperactivity disorder: a systematic review. Behav Neurol. 2019;2019:5682050.
6. Zhang J, Díaz-Román A, Cortese S. Meditation-based therapies for attention-deficit/hyperactivity disorder in children, adolescents and adults: a systematic review and meta-analysis. Evid Based Ment Health. 2018;21(3): 87-94.
7. Kozasa EH, Sato JR, Lacerda SS, Barreiros MA, Radvany J, Russell TA, et al. Meditation training increases brain efficiency in an attention task. Neuroimage. 2012;59(1):745-749.
8. Roozendaal B, McEwen BS, Chattarji S. Stress, memory and the amygdala. Nat Rev Neurosci. 2009;10(6):423-433.
9. Lenze EJ, Voegtle M, Miller JP, Ances BM, Balota DA, Barch D, et al. Effects of mindfulness training and exercise on cognitive function in older adults: a randomized clinical trial. JAMA. 2022;328(22):2218-229.
10. Quach D, Jastrowski-Mano KE, Alexander K. A randomized controlled trial examining the effect of mindfulness meditation on working memory capacity in adolescents. J Adolesc Health. 2016;58(5):489-496.
11. Newberg AB, Serruya M, Wintering N, Moss AS, Reibel D, Monti DA. Meditation and neurodegenerative diseases. Ann N Y Acad Sci. 2014; 1307:112-123.

12. Marciniak R, Sheardova K, Cermáková P, Hudeček D, Sumec R, Hort J. Effect of meditation on cognitive functions in context of aging and neurodegenerative diseases. Front Behav Neurosci. 2014;8:17.
13. Hasenkamp W, Barsalou LW. Effects of meditation experience on functional connectivity of distributed brain networks. Front Hum Neurosci. 2012;6:38.
14. Millett G, D'Amico D, Amestoy ME, Gryspeerdt C, Fiocco AJ. Do group-based mindfulness meditation programs enhance executive functioning? A systematic review and meta-analysis of the evidence. Conscious Cogn. 2021;95:103195.
15. Jha AP, Stanley EA, Kiyonaga A, Wong L, Gelfand L. Examining the protective effects of mindfulness training on working memory capacity and affective experience. Emotion. 2010;10(1):54-64.
16. Afonso RF, Kraft I, Aratanha MA, Kozasa EH. Neural correlates of meditation: a review of structural and functional MRI studies. Front Biosci (Schol Ed). 2020;12(1):92-115.
17. Doll A, Hölzel BK, Mulej Bratec S, Boucard CC, Xie X, Wohlschläger AM, et al. Mindful attention to breath regulates emotions via increased amygdala-prefrontal cortex connectivity. Neuroimage. 2016; 134: 305-313.
18. Goleman D. Foco: a atenção e seu papel fundamental para o sucesso. Rio de Janeiro: Objetiva; 2014.

Capítulo 11   Os pensamentos não são tudo o que somos: benefícios da meditação para o bem-estar emocional

1. Flemming S. This is the world's biggest mental health problem – and you might not have heard of it. World Economic Forum, 2014. Disponível em: https://www.weforum.org/agenda/2019/01/this-is-the-worlds-biggest-mental-health-problem. [Acesso em 8 de janeiro de 2024].
2. World Economic Forum. Mental health at work. Disponível em: https://www.weforum.org/focus/mental-health-at-work. [Acesso em 8 de janeiro de 2024].
3. National Library of Medicine. Depression: how effective are antidepressants? 2020. Disponível em: https://www.ncbi.nlm.nih.gov/books/NBK

361016/#:~:text=In%20other%20words%2C%20antide-pressants%20improved,within%20one%20or%20two%20weeks. [Acesso em 8 de janeiro de 2024].

4. Garakani A, Murrough JW, Freire RC, Thom RP, Larkin K, Buono FD, et al. Pharmacotherapy of anxiety disorders: current and emerging treatment options. Front Psychiatry. 2020;11:595584.
5. Segal ZV, Bieling P, Young T, MacQueen G, Cooke R, Martin L, et al. Antidepressant monotherapy vs sequential pharmacotherapy and mindfulness-based cognitive therapy, or placebo, for relapse prophylaxis in recurrent depression. Arch Gen Psychiatry. 2010; 67(12): 1256-1264.
6. Dimidjian S, Goodman SH, Felder JN, Gallop R, Brown AP, Beck A. Staying well during pregnancy and the postpartum: a pilot randomized trial of mindfulness-based cognitive therapy for the prevention of depressive relapse/recurrence. J Consult Clin Psychol. 2016;84(2): 134-145.
7. Walsh E, Eisenlohr-Moul T, Baer R. Brief mindfulness training reduces salivary IL-6 and TNF-α in young women with depressive symptomatology. J Consult Clin Psychol. 2016;84(10):887-897.
8. Hoge EA, Bui E, Mete M, Dutton MA, Baker AW, Simon NM. Mindfulness-based stress reduction vs escitalopram for the treatment of adults with anxiety disorders: a randomized clinical trial. JAMA Psychiatry. 2023;80(1):13-21.
9. Brewer J. Desconstruindo a ansiedade. Rio de Janeiro: Sextante; 2021.
10. Roy A, Hoge EA, Abrante P, Druker S, Liu T, Brewer JA. Clinical efficacy and psychological mechanisms of an app-based digital therapeutic for generalized anxiety disorder: randomized controlled trial. J Med Internet Res. 2021;23(12):e26987.

Capítulo 12   Quando as coisas não vão como esperado: os efeitos colaterais da meditação

1. Goldberg SB, Lam SU, Britton WB, Davidson RJ. Prevalence of meditation-related adverse effects in a population-based sample in the United States. Psychother Res. 2022;32(3):291-305.

2. Lindahl JR, Kaplan CT, Winget EM, Britton WB. A phenomenology of meditation-induced light experiences: traditional buddhist and neurobiological perspectives. Front Psychol. 2014;4:973.
3. Fox KC, Dixon ML, Nijeboer S, Girn M, Floman JL, Lifshitz M, et al. Functional neuroanatomy of meditation: a review and meta-analysis of 78 functional neuroimaging investigations. Neurosci Biobehav Rev. 2016;65:208-228.
4. Engert V, Kok BE, Papassotiriou I, Chrousos GP, Singer T. Specific reduction in cortisol stress reactivity after social but not attention-based mental training. Sci Adv. 2017;3(10):e1700495.
5. Lindahl JR, Fisher NE, Cooper DJ, Rosen RK, Britton WB. The varieties of contemplative experience: a mixed-methods study of meditation-related challenges in Western buddhists. PLoS One. 2017;12(5):e0176239.
6. Wallace BA. A revolução da atenção: revelando o poder da mente focada. 4. ed. Petrópolis: Vozes; 2017.
7. Britton WB, Lindahl JR, Cahn BR, Davis JH, Goldman RE. Awakening is not a metaphor: the effects of buddhist meditation practices on basic wakefulness. Ann N Y Acad Sci. 2014;1307:64-81.
8. Farias M, Maraldi E, Wallenkampf KC, Lucchetti G. Adverse events in meditation practices and meditation-based therapies: a systematic review. Acta Psychiatr Scand. 2020;142(5):374-393.
9. Bodhi B. The numerical discourses of the Buddha: a translation of the Anguttara Nikaya. Wisdom Publications; 2012.

Capítulo 13   Um passo de cada vez: o treino progressivo da atenção

1. Cardoso R, Leite JR. Possibilidades da meditação na gravidez. In: Bortoletti FF, Moron AF, Bortoletti Filho J, Nakamura MU, Santana RM, Mattar R. Psicologia na prática obstétrica. São Paulo: Manole; 2007.

Capítulo 14   Dos mosteiros para o consultório: os benefícios da meditação para a saúde

1. Goldberg SB, Riordan KM, Sun S, Davidson RJ. The Empirical Status of Mindfulness-Based Interventions: A Systematic Review of 44

Meta-Analyses of Randomized Controlled Trials. Perspect Psychol Sci. 2022 Jan;17(1):108-130. DOI: 10.1177/1745691620968771. Epub 2021 Feb 16. PMID: 33593124; PMCID: PMC8364929.
2. Levine GN, Cohen BE, Commodore-Mensah Y, Fleury J, Huffman JC, Khalid U, Labarthe DR, Lavretsky H, Michos ED, Spatz ES, Kubzansky LD. Psychological Health, Well-Being, and the Mind-Heart-Body Connection: A Scientific Statement From the American Heart Association. Circulation. 2021 Mar 9;143(10):e763-e783. DOI: 10.1161/CIR.0000000000000947. Epub 2021 Jan 25. PMID: 33486973.
3. Priya G, Kalra S. Mind-Body Interactions and Mindfulness Meditation in Diabetes. Eur Endocrinol. 2018 Apr;14(1):35-41. DOI: 10.17925/EE.2018.14.1.35. Epub 2018 Apr 18. PMID: 29922350; PMCID: PMC5954593.
4. Molina E, Gould N, Lee K, Krimins R, Hardenbergh D, Timlin H. Stress, mindfulness, and systemic lupus erythematosus: An overview and directions for future research. Lupus. 2022 Nov;31(13):1549-1562. DOI: 10.1177/09612033221122980. Epub 2022 Aug 23. PMID: 35998903.
5. Levine GN, Lange RA, Bairey-Merz CN, Davidson RJ, Jamerson K, Mehta PK, Michos ED, Norris K, Ray IB, Saban KL, Shah T, Stein R, Smith SC Jr; American Heart Association Council on Clinical Cardiology; Council on Cardiovascular and Stroke Nursing; and Council on Hypertension. Meditation and Cardiovascular Risk Reduction: A Scientific Statement From the American Heart Association. J Am Heart Assoc. 2017 Sep 28;6(10):e002218. DOI: 10.1161/JAHA.117.002218. PMID: 28963100; PMCID: PMC5721815.
6. Carlson LE, Ismaila N, Addington EL, Asher GN, Atreya C, Balneaves LG, Bradt J, Fuller-Shavel N, Goodman J, Hoffman CJ, Huston A, Mehta A, Paller CJ, Richardson K, Seely D, Siwik CJ, Temel JS, Rowland JH. Integrative Oncology Care of Symptoms of Anxiety and Depression in Adults With Cancer: Society for Integrative Oncology-ASCO Guideline. J Clin Oncol. 2023 Oct 1;41(28):4562-4591. DOI: 10.1200/JCO.23.00857. Epub 2023 Aug 15. PMID: 37582238.
7. Nicolardi, V., Simione, L., Scaringi, D. et al. The Two Arrows of Pain: Mechanisms of Pain Related to Meditation and Mental States of Aversion and Identification. Mindfulness 15, 753–774 (2024). https://doi.org/10.1007/s12671-021-01797-0.

Capítulo 15   O caminho se faz ao andar

1. Jha AP, Stanley EA, Kiyonaga A, Wong L, Gelfand L. Examining the protective effects of mindfulness training on working memory capacity and affective experience. Emotion. 2010;10(1):54-64.
2. Carmody J, Baer RA. Relationships between mindfulness practice and levels of mindfulness, medical and psychological symptoms and well-being in a mindfulness-based stress reduction program. J Behav Med. 2008;31(1):23-33.

Índice remissivo

A

Acidente vascular cerebral, 27
Alucinação emocional, 119
Alzheimer, 101
Amamentação, 109
Amígdala cerebral, 21
Anatomia da atenção, 11
Ancestrais, 18
Âncora(s), 38, 39, 41, 50
Ansiedade, 89, 90, 107, 118, 129, 130
 e depressão, 113
Antidepressivos, 108
Aprendizado, 129
Atenção, 13, 97, 105, 124
 ampla, 13
 executiva, 13
 focada, 13, 50, 62, 124
 Plena, 48

Atividades cerebrais, 14
Autoinduzida, 38

B

Benefícios da meditação
 para ansiedade e depressão, 112
 para a saúde, 128
Buda, 79
Budismo, 7, 47, 79, 117

C

Câncer, 86
 de mama, 90
Cardiologia, 73
Catastrofização, 78
Cérebro, 59
 estressado, 26

Ciências contemplativas, 58
Cinesiofobia, 79
Citocinas inflamatórias, 81
Cognição, 96
Concentração, 129
Consciência, 34
Contemplação, 39
Conversa mental, 40
Córtex pré-frontal, 129

D

Dalai Lama, 83
Default mode network, 16
Definição de meditação, 37
Demências, 101
Depressão, 27, 79, 90, 107, 129, 130
Desafios da meditação, 118
Descanso e digestão, 29
Desequilíbrios mentais, 119
Despersonalização, 116
Diabetes mellitus, 27
Diagnóstico de câncer, 88
Disciplinar para meditar, 137
Doença(s)
  autoimunes, 129
  cardiovasculares e câncer, 130
  crônicas, 24
  crônicas não transmissíveis, 27
  neurodegenerativas, 101
Dor, 78, 87
  crônica, 130

E

Efeito(s)
  adversos, 119
  colateral, 116
Eixo hipotálamo-hipófise-adrenal, 21
Emagrecimento, 75
Envelhecimento celular, 24, 25
Epigenética, 71
Equilíbrio da atenção, 127
Esquizofrenia, 119, 130
Estado(s)
  meditativo, 6, 34, 36
  naturais da consciência, 35
Estresse, 20, 27, 130, 136
  bom e ruim, 24
  crônico, 23
Experiências desconfortáveis relacionadas à meditação, 116

F

Fadiga, 89
Fator de necrose tumoral alfa (TNF-alfa), 23, 110
Flecha, 79
Função executiva, 97, 102
Funcionamento cerebral, 64

G

Gentileza, 139
Giro Sufi, 9
Guardião do silêncio, 4

H

Hiperexcitabilidade
    neuronal, 117
Hipertensão arterial, 27, 73
Hipervigilância, 78
Hipocampo, 129
História da meditação, 3
Homeopáticos, 87

I

Impactos do estresse no
    tamanho dos telômeros, 25
Imunidade, 70
Infarto agudo do miocárdio, 27
Inflamação, 23, 72, 109
    crônica, 27
    de baixo grau, 23
    do sistema nervoso, 109
Ínsula, 118
Intermitência da atenção, 125
Interocepção, 118

J

Judaísmo, 8

K

Katha Upanishad, 7
Kinhin, 38, 46

L

Looping, 139
Luta ou fuga, 22

M

Meditação, 8, 29, 32, 111
    como recurso diagnóstico e
        terapêutico, 128
    cristã, 8, 39, 45
    de monitoramento
        aberto, 118
    e âncora, 123
    em livros, 135
    Transcendental, 8
Meditar é treinar a
    atenção, 127
Medo, 26
Memória, 89, 100, 129
    de trabalho, 100, 105
Metacognição, 103, 105
Microinflamação crônica, 73
Mindfulness, 39, 47, 81, 110
*Mindfulness-Based Stress
    Reduction*, 4, 47
Mitote, 111
Modelo mental, 95
Monitoramento
    aberto, 51, 125
Motivação pessoal, 138
Multitarefas, 12, 97

N

Não duais, 51
Neurociência, 50, 80
Neurofisiologia da
    meditação, 65
Neuroplasticidade, 67, 103
NF-κB, 71
Nocicepção, 79

O

Obesidade, 27, 75
Oblato beneditino, 3
Ondas de calor, 87
Opioides, 81
Organização Mundial da Saúde, 108
Óxido nítrico, 29, 74, 80

P

Padmasana, 6
Pensamento(s), 40
   acelerados, 108
   flexível, 102, 103, 105
   positivos, 33
Percepções sensoriais, 117
Placebo, 81
Pré-cúneo, 84
Pressão alta, 129
Protomeditativos, 6

Q

Qualidade de vida, 90
Quimioterapia, 77

R

Radioterapia, 77
Rede
   de modo padrão, 16, 17, 63, 84
   de modo tarefa, 14, 17, 63
Relaxamento da lógica, 39, 41, 50
Religião, 32

Resposta de estresse, 21
relaxamento, 29, 80

S

Salatha Sutta, 79
Satipatthana Sutta, 4
Saúde pública, 108
Sentidos
   externos, 36
   internos, 36
Sistema(s)
   imunológico, 69, 129
   nervoso autônomo, 21, 28, 65
Sono, 88
Sufi, 46

T

Tabagismo, 74
Tai Chi Chuan, 29, 46
Tálamo, 83
Técnica(s)
   ativas, 46
   de meditação, 136
   passivas, 50
Telômero, 25
Tipos de
   atenção, 13
   meditação, 46
Tomada de decisão, 26
Transtorno(s)
   de ansiedade generalizada, 111
   de saúde mental, 111

do déficit de atenção e hiperatividade, 98, 129
psíquicos, 108
Treino
da atenção, 42
progressivo da atenção, 122
Tuberculose, 109

V

Vacuidade mental, 34
Viagem mental, 17
Viagra, 116

Y

Yoga Sutras, 7